MÉDECINE PRATIQUE

LA SYPHILIS

SON HISTOIRE

ET

SON TRAITEMENT

(MÉTHODE ANGLAISE)

Par le Dr JAMES TARTENSON

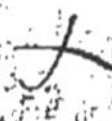

PRIX : 3 FR.

PARIS

LIBRAIRIE J.-B. BAILLIÈRE ET FILS

19, rue Hautefeuille, près le boulevard Saint-Germain

1880

LA SYPHILIS

SON HISTOIRE

ET SON TRAITEMENT

PARIS.   IMPRIMERIE ÉMILE MARTINET, RUE MIGNON, 2.

LA SYPHILIS

SON HISTOIRE

ET

SON TRAITEMENT

(MÉTHODE ANGLAISE)

Par le Dr JAMES TARTENSON

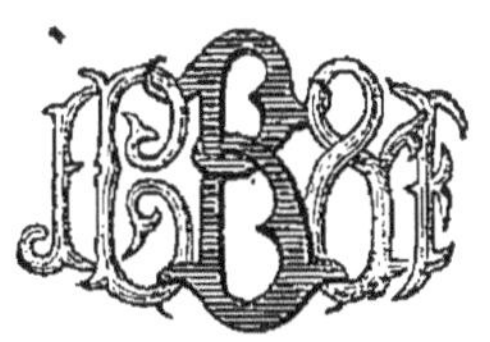

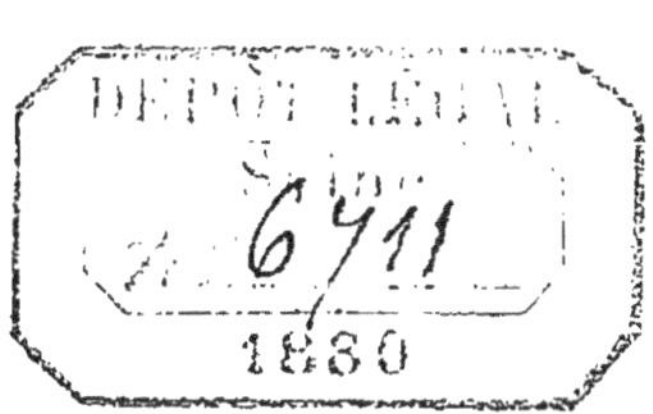

PARIS

LIBRAIRIE J.-B. BAILLIÈRE ET FILS

19, rue Hautefeuille, près le boulevard Saint-Germain

1880

PRÉFACE

La grosse et la petite vérole sont deux maladies analogues. Dans l'une et l'autre on doit s'abstenir de toute médication *altérante* capable de troubler une évolution régulière et de retarder une guérison naturelle.

On a longtemps considéré la syphilis comme une maladie incurable.

C'était avec raison, puisque dans la plupart des cas le traitement classique, c'est-à-dire le traitement *mercuriel*, ne préservait ni des rechutes, ni des complications graves, ni même de la mort.

Aujourd'hui, grâce aux progrès de la physiologie expérimentale, la thérapeutique est entrée dans une voie nouvelle, et la guérison de la syphilis n'est plus l'exception : elle est devenue la règle.

Le mercure, dont on a reconnu l'inutilité et les dangers, a été sinon complètement abandonné, du moins réservé à des cas tout à fait spéciaux et remplacé par des agents médicamenteux qui ont une influence peut-être moins manifeste et moins rapide, mais en revanche plus salutaire, puisqu'ils procurent des guérisons parfaites et définitives.

Ce nouveau traitement de la syphilis a reçu le nom de traitement *reconstituant*, en raison de ses effets immédiats et des propriétés physiologiques des médicaments employés.

Bien qu'il ait été indiqué, il y a déjà de nombreuses années, par les auteurs, on est en droit de le considérer comme une découverte récente, car c'est depuis peu que les règles auxquelles il doit être soumis ont été établies avec précision et que les résultats qu'il donne ne laissent aucun doute sur sa réelle efficacité.

C'est à l'école anglaise, représentée par les Bru, Albernethy, Balfour, Todd, Bell, Guthrie, Thompson, Rose, Hennen, etc., que nous devons reporter l'honneur d'avoir signalé le dangers du mercure et préparé la grande réforme dont nous recueillons les fruits.

Aussi est-il juste de reconnaître le service rendu à l'humanité par cette savante école, en désignant sous le nom de *méthode anglaise* la méthode qui, suivant les idées émises par les illustres chirurgiens que je viens de citer, consiste à traiter la syphilis par les *reconstituants*.

Malgré l'opposition systématique des partisans du mercure, ce nouveau traitement commence à être employé à Paris, à Londres, en Allemagne, en Amérique. Déjà il est adopté par des médecins éminents qui le préconisent et font chaque jour de nombreux prosélytes.

En témoignage, du reste, de la valeur scientifique des doctrines antimercurialistes, il me suffira de citer les noms de leurs défenseurs : Ulrich de Hutten, Fernel, Botal, Fallope, Abercromby, Ludolff, Swediaur, Desruelles, Armand Desprès, Bœck, Hermann, Bærensprung, Lorinser, Billroth, etc.

Tous ces princes de la science, que l'on ne peut accuser d'avoir cherché dans un but condamnable à flatter les antipathies du public pour le mercure, ni d'avoir mal observé les effets de la médication, ont enseigné ou enseignent encore que le mercure est un médicament funeste et qu'on doit proscrire absolument du traitement de la syphilis.

Il faut reconnaître néanmoins que la majorité des médecins ne s'est pas encore ralliée aux doctrines nouvelles.

La plupart d'entre eux continuent comme par le passé à administrer le mercure.

On a lieu d'en être surpris, et on se demandera avec raison comment il se fait que tous ne rejettent pas de suite un remède reconnu dangereux et ne recourent pas à une médication qui offre une si incontestable supériorité.

Il y a deux motifs qui expliquent ce fait illogique.

D'abord l'esprit de tradition, pour ne pas dire de routine, qui joue un rôle important en médecine.

Le mercure, depuis le xve siècle, a été regardé comme le remède de la syphilis.

L'école du Midi, dont les préceptes ont fait

loi jusqu'à ce jour, a enseigné depuis trente ans qu'il était le spécifique de la vérole.

On doit comprendre que la génération de médecins qui a été imbue de ces principes et qui les a suivis pendant de longues années, ne renonce que difficilement à des doctrines auxquelles elle avait toujours accordé sa confiance.

C'est en vertu de cet esprit de tradition que l'on retrouve encore de nos jours, dans les campagnes, de vieux praticiens élèves de Broussais qui prescrivent la saignée dans la plupart des maladies, bien que ce traitement soit généralement abandonné et que ses inconvénients aient été signalés par tous les maîtres.

La seconde explication de la confiance accordée au mercure nous est fournie par son effet immédiat et manifeste. Il jouit de la propriété remarquable d'effacer rapidement les manifestations de la syphilis.

Ainsi, un traitement mercuriel de courte durée suffira dans la majorité des cas à délivrer le malade d'accidents secondaires apparents et fort désagréables, tels que les éruptions cutanées, les plaies ulcéreuses, etc.

Le médecin qui a conseillé le traitement et en constate les effets rapides, est donc fondé jusqu'à un certain point à croire à son mérite.

Mais c'est par suite d'une erreur d'observation qu'il considère comme heureuse cette influence du médicament, car en réalité elle est funeste.

Le mercure délivre promptement, il est vrai, le malade des accidents de la vérole, mais à la condition de l'exposer, dans un délai prochain, à une série de rechutes dont la gravité ne fera que s'accroître. C'est ainsi que les syphilitiques soumis à la médication mercurielle devront reprendre le traitement à des intervalles réguliers, ou chaque fois qu'un nouvel accident se manifestera.

C'est ainsi qu'après de longues années on verra éclore des lésions tertiaires et viscérales qui prouveront d'une manière évidente l'impuissance du traitement.

C'est ainsi, enfin, que le chef de l'école du

Midi, Ricord, qui a si énergiquement prôné les vertus du mercure, a été contraint d'avouer que « la vérole se blanchissait, mais ne se guérissait pas ».

Nous verrons que le traitement *reconstituant*, dont l'action est plus lente que celle du mercure, a l'incontestable avantage de guérir *sûrement*. Les malades qui le suivent régulièrement et voient disparaître les dernières manifestations de la syphilis *n'ont plus à redouter ni les accidents tertiaires ni les accidents viscéraux*.

Si je me permets d'affirmer ainsi un fait qui surprendra beaucoup de médecins et sera contesté par tous les élèves de l'école du Midi, c'est que depuis dix ans je n'ai pas cessé de traiter la syphilis exclusivement par la méthode reconstituante, et que j'ai obtenu des résultats invariables.

Les malades guéris, complètement en un intervalle de six mois à un an, *n'ont pas éprouvé de rechutes*.

Combien de spyhilitiques traités par le mercure peuvent se vanter d'être dans ce cas ?

Mais je n'insisterai pas plus longtemps sur l'inutilité du mercure, et je dirai quelques mots de ses dangers.

Veut-on se faire une idée des accidents auxquels sont exposés ceux qui en font usage? En voici le tableau exact :

Le premier symptôme de l'empoisonnement mercuriel est le gonflement des gencives, qui se recouvrent d'une pellicule blanche et mince au niveau des dents incisives supérieures et inférieures et deviennent très douloureuses.

Les malades se plaignent en même temps de percevoir une saveur métallique qui leur est des plus désagréables. Leur haleine fétide est vraiment repoussante, et leur langue, chargée d'un enduit épais et muqueux, dénote le mauvais état dans lequel se trouvent les organes de la digestion.

La membrane muqueuse qui tapisse la bouche, d'abord sèche et aride, ne tarde pas à s'enflammer. Elle devient rouge, boursouflée et s'ulcère en divers points. A ce moment se déclare la *salivation mercurielle*. Le malade, dont la bouche se remplit sans cesse de salive, est forcé de cracher à tout instant. Parfois, épuisé par l'abondance de la salivation et les efforts d'expuition il se contente d'incliner la tête au-dessus d'un vase et laisse la salive s'écouler librement entre les lèvres. C'est ainsi qu'en une journée il peut expectorer plusieurs litres d'un liquide filant et d'une odeur infecte.

Ces symptômes sont ceux de la *stomatite mercurielle*, affection qui se complique le plus souvent d'inappétence et d'une diarrhée caractérisée par des selles vertes et fétides.

Il faut noter aussi ce que Trousseau a désigné sous le nom de *fièvre mercurielle*. C'est un état caractérisé par la chaleur de la peau et l'accélération du pouls, qui est en même temps mou et déprimé.

Si l'usage du mercure n'est pas interrompu, le malade ne tarde pas à être atteint de *cachexie mercurielle*, c'est-à-dire d'une sorte de décomposition du sang et de délabrement de l'organisme. Toutes les fonctions languissent, la physionomie hébétée révèle la déchéance des facultés intellectuelles : la face est bouffie et livide, les dents branlent, se déchaussent, les cheveux tombent, la calvitie est presque complète ; les os des mâchoires se carient et se nécrosent, les muscles perdent leur force, un tremblement, le *tremblement mercuriel*, agite les membres d'une façon incessante.

Bientôt des douleurs, vives surtout pendant la nuit, se font sentir dans les os, puis les pieds et les jambes enflent progressivement.

Des hémorragies difficiles à arrêter, des palpitations douloureuses, des syncopes prolongées trahissent l'altération profonde du sang.

Enfin, lorsque cet état cachectique n'est pas combattu à temps par une médication énergique, il peut entraîner la mort.

Comme on le voit, les craintes que le mercure inspire aux malades sont bien fondées.

JAMES TARTENSON.

Paris, 30 juin 1880.

LA SYPHILIS

SON HISTOIRE

ET SON TRAITEMENT

(MÉTHODE ANGLAISE)

PREMIÈRE PARTIE

HISTORIQUE

CHAPITRE PREMIER

ORIGINE DE LA SYPHILIS.

L'origine de la syphilis est une question qui a donné lieu à de nombreuses controverses.

Les uns ont prétendu que cette maladie avait existé de tout temps : les autres qu'elle avait été rapportée d'Amérique en Europe à la fin du XVᵉ siècle par les compagnons de Christophe Colomb.

1

Cette dernière opinion qui est la plus répandue doit être abandonnée. Les recherches bibliographiques faites dans ces dernières années prouvent d'une façon indiscutable que la syphilis n'a pas une origine moderne mais bien qu'elle a existé dans l'antiquité la plus reculée. On peut dire que cette origine se perd dans la nuit du temps, puisque la maladie est signalée dans des manuscrits datant du XVIIe siècle avant l'ère chrétienne.

Si le doute a subsisté si longtemps, c'est parce que l'on a voulu retrouver dans les auteurs anciens une exposition dogmatique de la syphilis : ce qui n'était pas possible puis que la maladie méconnue jusqu'à la grande épidémie du XVe siècle n'était pas décrite dans son ensemble.

Les anciens n'ayant pas reconnu le lien qui unissait les phases si distinctes de la maladie, décrivaient chaque accident, chaque lésion de la syphilis comme autant d'affections différentes.

On a dû se contenter de réunir tous les renseignements épars dans les manuscrits et qui

semblaient devoir se rapporter à la syphilis et
l'on est arrivé ainsi à en reconstituer le tableau
complet.

L'autorité des défenseurs de l'antiquité de
la syphilis doit suffire du reste pour attester la
valeur de cette opinion.

Je me contenterai de citer : Cazenave, Follin,
Melchior Robert, Bazin, Ricord, Lancereaux,
Desprès...

CHAPITRE II

LA SYPHILIS DANS L'ANTIQUITÉ.

Les documents qui permettent d'affirmer l'origine ancienne de la syphilis, étant beaucoup trop nombreux pour être tous cités, je me contenterai de signaler les plus importants et de faire un abrégé de l'histoire de la syphilis chez les principaux peuples de l'antiquité.

La syphilis chez les Chinois. — Nous possédons depuis peu des documents très curieux sur l'existence de la syphilis en Chine. Ils ont été publiés en 1863 par le capitaine Gardy, sous le titre de *la Médecine chez les Chinois.* Ce livre est une compilation d'ouvrages de médecine chinoise dont le plus ancien remonte jusqu'au XVIIe siècle avant l'ère chrétienne.

La description du chancre, des ulcères des organes génitaux de l'homme et de la femme, des lésions de la gorge, de la bouche, du nez, de l'anus, etc., est d'une exactitude parfaite et ne laisse aucun doute sur la nature syphilitique des accidents décrits.

La syphilis dans l'Inde. — Dans l'Inde la syphilis est clairement signalée dans le *Sucrutas*, traité de la médecine indienne écrit vers le commencement du v° siècle avant Jésus-Christ. L'histoire des pratiques religieuses de cette contrée est une autre source des preuves de l'existence de la syphilis dès la plus haute antiquité. Sonnerat, dans son *Voyage aux Indes et à la Chine*, nous transmet des détails intéressants sur le mythe du culte de Lingam parmi les adorateurs de Vishnu.

« Çiva, séduit par la beauté des femmes des pénitents, prit la forme d'un jeune mendiant d'une beauté parfaite et se rendit au lieu de réunion des pénitents, accompagné de Vishnu qui s'était déguisé en fille. Ce dernier lançait des œillades si tendres à tous les pénitents qu'ils devinrent amoureux de lui et abandonnèrent leurs sacrifices pour le suivre. Pendant ce temps Çiva se dirigeait vers la demeure des femmes qui, l'entendant chanter, furent charmées et accoururent autour de lui. Leur trouble était si grand qu'elles perdaient leurs bijoux, leurs vêtements sans s'en apercevoir et le suivaient dans le costume de la nature. Elles l'accompagnèrent toutes ainsi dans un bois voisin où il obtint d'elles ce qu'il désirait. Lorsque les pénitents découvrirent leur déshonneur et le stratagème dont ils avaient été victimes, ils résolurent de se venger de Çiva, et réclamèrent des Dieux la punition du coupable. C'est ainsi qu'un feu se jeta sur les parties génitales de Çiva et les sépara de son corps. Irrité d'être frappé si cruellement. Çiva résolut de transmettre au monde entier cette affreuse maladie. Déjà les victimes étaient nombreuses, lorsque Vishnu et Brahma, chargés de la conservation des créatures, arrêtèrent le mal. Çiva toutefois ne se laissa fléchir par leurs prières qu'à la condition que les hommes rendraient à ses parties génitales les honneurs divins! »

Ce mythe qui comme nous le verrons a la plus grande analogie avec celui de Priape chez les Grecs, nous apprend en somme sous la forme imagée de toutes les traditions mythologiques que les organes génitaux étaient atteints d'une maladie très grave d'origine vénérienne.

La syphilis chez les Juifs. — Chez les Juifs la source du mal remonterait au culte de Baal Peor, le Priape des Moabites. Le temple de ce Dieu était bâti sur le mont Peor, et les jeunes filles de Moab s'y prostituaient. L'Ancien Testament nous apprend qu'Israël s'étant livré à la débauche avec les filles de Moab, et ayant sacrifié à Baal Peor, la colère de Jéhova se fit sentir sur lui. Moïse sur l'ordre de Jéhova frappa de mort 24 000 hommes et *toutes les femmes qui ont connu un homme*. Et ainsi cessa la maladie provoquée par le commerce impur avec les Moabites. Si on ne peut affirmer la nature de cette *plaie de Baal* qui ne devait pas manquer de gravité, vu l'énergie des moyens employés pour la combattre, on trouve en revanche dans le Lévitique une description de la maladie de Job, de ses souffrances nocturnes, de ses ulcères et de ses croûtes qui malgré l'opinion de Rollet et de Bartholin est bien plus celle de la syphilis que du scorbut.

La syphilis chez les Grecs. — Les écrits d'Hippocrate ne renferment qu'un seul passage pouvant faire supposer que la syphilis existait chez les Grecs. Et encore le défaut de précision enlève toute valeur à ce document. — Les traditions mythologiques nous renseignent bien plus exactement. Elles sont du reste analogues aux traditions de l'Inde. Priape remplace Çiva comme le culte de Lingam devient celui de Phallus,

Ainsi Priape, fils d'Aphrodite et de Bacchus, aurait séduit les femmes des habitants de Lampsaque, et ceux-ci, l'ayant chassé honteusement, furent punis par les dieux. Cette punition consista en une maladie très grave des organes génitaux qui ne cessa que le jour où Priape put rentrer dans la ville. Les prières adressées au dieu et la description des ex-voto déposés dans son temple pour obtenir la guérison indiquent clairement la nature syphilitique des accidents.

La syphilis chez les Romains. — La syphilis chez les Romains est décrite avec exactitude par Celse, Arétée, Galien, Aétius. Ce ne sont plus seulement les chancres et les accidents secondaires que l'on retrouve, ce sont encore les accidents tertiaires. Galien parlant de douleurs profondes des os, les désigne sous le nom de *douleurs ostéocopes*. Il est encore une source qui, quoique non scientifique, nous fournit de précieux renseignements. Ce sont tous les poètes satiriques; Martial en particulier.

La syphilis en Amérique. — Il est curieux de savoir si dans l'antiquité la syphilis existait en Amérique, car si beaucoup d'auteurs ont accusé le nouveau monde de nous avoir envoyé cette maladie, certains (Prescott et Irving) prétendent démontrer que ce sont les Américains qui l'ont reçue de nous. En réalité, l'abbé Brasseur de Bourbourg prouve d'une manière irréfragable que, s'il est impossible de remonter à l'origine de la syphilis en Amérique, les documents originaux dans les langues des peuples de la vallée d'Anahuac ne permettent pas de contester l'existence de cette maladie longtemps avant la découverte de Christophe Colomb.

CHAPITRE III

LA SYPHILIS AU MOYEN AGE.

Au moyen âge l'existence de la syphilis nous a été révélée par un grand nombre de manuscrits dont l'un, datant du IXe siècle, fait mention des rapports qui peuvent exister entre les maladies des organes de la génération et les affections de l'anus.

A la fin du XIVe siècle Valescus de Tarente donnait des chancres syphilitiques une excellente description que voici :

« Des ulcérations et des pustules se forment sur la verge et quelquefois, par le fait des mauvais soins et de l'induration, elles deviennent chancreuses, à tel point qu'une partie de la verge ou la totalité même est perdue..... Les causes peuvent être primitives; telles : le coït avec une femme puante, malpropre ou cancéreuse..... J'ai vu certains de ces malades mourir parce qu'ils n'avaient consulté que trop tard un bon médecin. Leur verge était couverte dans toute son étendue d'un ulcère chancreux avec induration ; elle était ronde comme un navet, et le sujet qui en était affecté était déjà pâle et à demi-mort. »

On ne peut douter que les lignes dont je viens de donner la traduction ne fassent allusion au chancre induré. Déjà, M. Littré avait signalé dans un manuscrit du XIIIe siècle, la phrase suivante :

« La verge est affectée à la suite du coït avec des femmes immondes, soit par suite de l'altération du sperme, soit par le contact avec une humeur vénéneuse sur le col de la matrice. En effet la verge est infectée et *parfois elle infecte le corps entier.* »

Il semble certain que la lèpre du moyen âge n'était autre chose que la syphilis avec son formidable cortège de manifestations cutanées.

La lèpre, affection actuellement rare et nullement contagieuse était alors confondue avec

la syphilis et considérée comme très conta
gieuse : l'exemple suivant en fait foi.

Gordon, médecin de Montpellier, dans un ouvrage imprimé à Venise en 1496, rapporte le
fait suivant : « Une comtesse atteinte de lèpre
vint à Montpellier et je fus chargé de la soigner; vers la fin, un bachelier en médecine, que
j'avais placé près d'elle, partagea malheureusement son lit : elle devint enceinte et lui
lépreux. »

La comtesse était à n'en pas douter affectée
de syphilis.

Plus tard, en 1525, Michel Scot écrivait :
« Lorsqu'une femme a un écoulement et qu'à
ce moment un homme la connaît, sa verge est
facilement affectée, comme on l'observe chez
les jeunes gens qui ignorant ce fait, sont tantôt
infectés par la verge, tantôt frappés par la
lèpre. »

Enfin l'observation suivante est très signi-
ficative. L'époque d'apparition de l'épidémie du xve siècle est précisément celle où
l'on vit la lèpre s'éteindre peu à peu en Europe.

On peut donc en conclure qu'avant la connaissance de la syphilis, les cas de lèpre n'étaient pour la plupart que des cas de syphilis méconnue.

CHAPITRE IV

LA SYPHILIS A LA FIN DU XVᵉ SIÈCLE.

A la fin du xvᵉ siècle éclata en Europe une épidémie terrible qui fit de nombreuses victimes. Ce fut principalement en Italie, pendant le siège de Naples par Charles VIII, roi de France, en 1494, qu'elle acquit une intensité extrême provoquée probablement par l'agglomération des troupes en campagne.

Cette maladie, inconnue et considérée comme nouvelle, devint le sujet de recherches et de travaux considérables, dont le résultat fut la découverte de la syphilis. Son apparition si étrange donna lieu à des hypothèses aussi injustes que peu fondées. La maligne influence des astres, la conjonction de Jupiter et de Saturne, l'empoisonnement des puits, l'anthropophagie, un commerce abominable avec une cavale, avec des singes, etc... furent invoqués tour à tour pour expliquer son origine.

Les différentes dénominations dont on se servit pour désigner l'épidémie nous démontrent aussi l'incertitude qui régnait sur son point de départ. Les Napolitains croyant la tenir des Français l'appelèrent *mal français :* par la raison inverse les Français la désignèrent sous le nom de *mal napolitain.*

Elle reçut aussi la d'énomination de *mal espagnol.* Enfin le retour de Christophe Colomb des Indes Occidentales ayant coïncidé à peu près avec cette épidémie, on accusa le nouveau monde d'en avoir transmis le germe à l'Europe par l'entremise des compagnons du célèbre navigateur. — Cette dernière accusation prit une telle consistance, qu'elle a conservée d'ailleurs, et parut si fondée, qu'il est juste aujourd'hui de rétablir les faits dans leur exactitude en prouvant que cette accusation n'était qu'une calomnie.

L'impossibilité matérielle pour Chistophe Colomb et ses matelots d'avoir transmis le germe de cette épidémie, est prouvée d'un façon évidente par le rapprochement des dates.

En 1494 alors que Naples était assiégée, l'épidémie sévissait, suivant la déclaration de tous les auteurs. Or c'est le 13 janvier 1493 que Chistophe Colomb, revenant de son premier voyage de découverte, abordait au port de Palos en Portugal avec 82 matelots et 9 Indiens.

Plusieurs voyages, faits les années suivantes établirent les rapports maritimes entre les Antilles et l'Espagne.

Les compagnons de Colomb restèrent dans leur pays jusqu'au commencement de 1495, époque où ils furent envoyés sous les ordre de Gonzalès de Cordoue contre les armées de Charles VIII qui venaient de chasser de Naples le roi Ferdinand II. Gonzalès débarqua à Messine, le 24 mai de la même année, et parvint à expulser les Français du territoire de Naples vers le milieu de 1496.

On ne peut donc pas accuser Gonzalès et ses soldats d'avoir, en 1495, apporté le germe d'une maladie qui régnait déjà en Italie l'année précédente. On ne peut pas davantage accuser les matelots revenus du 1er voyage le 13 janvier 1493. Car il est difficile d'admettre que 91 hommes, en supposant même qu'ils fussent tous malades et qu'ils se soient tous dirigés du port de leur débarquement vers l'Italie, aient pu en si peu de temps, (un an à peine) contaminer assez de femmes pour causer une si terrible épidémie.

Et d'ailleurs un argument qui les absout bien mieux, c'est qu'au rapport de Fulgosi en 1492, c'est-à-dire deux ans avant l'expédition des Français contre les Napolitains, la maladie qui devait devenir la syphilis existait déjà, non sous forme épidémique, mais sous forme de cas isolés.

Enfin il est illogique d'accuser une nation et à plus forte raison quelques hommes isolés d'avoir importé le germe d'une épidémie qui éclata presque instantanément sur une foule le points éloignés les uns des autres.

Au commencement de l'été de 1493, dit Sprengel, cette maladie nouvelle régnait déjà en Auvergne et à la même époque en Lombardie.

Puis elle se manifeste à Halle, dans la Marche de Brandebourg, à Brunswick et dans le Meklembourg.

Au même moment presque, on la signale en Westphalie, sur les côtes de la Baltique, en Poméranie, en Prusse, sur les bords du Rhin, en Souabe, en Franconie, en Bavière, en France.

Il est donc vraisemblable que cette épidémie si rapidement généralisée se rattachait à quelque cause climatérique qui explique sa propagation dans toute l'Europe.

Pour terminer ce qui a trait à l'hypothèse de la transmission de la syphilis par Christophe Colomb, nous devons signaler Oviedo comme étant celui qui en eut l'idée, et dévoiler les motifs honteux qui le guidèrent et font de lui un calomniateur.

Lorsqu'à son retour d'Amérique Oviedo fut chargé par Charles-Quint d'écrire l'histoire des Indes, il était accusé avec raison d'avoir exercé des cruautés condamnables sur les Indiens. Pour se disculper, il n'hésita pas, dans son ouvrage, à diriger contre les naturels innocents du nouveau monde les accusations les plus révoltantes et à les représenter comme des hommes débauchés, livrés à tous les excès du libertinage et atteints des maladies les plus honteuses. Grâce à cette tactique, ses assertions quoique dénuées de fondement furent accueillies partout et l'origine, américaine de la syphilis fut acceptée par toutes les nations du continent.

Ferdinand Colomb, le fils du navigateur, Herrera et Las Cases réfutèrent énergiquement Oviedo, et traitèrent son histoire de fausse et d'exécrable, mais le coup était porté et la tradition se conserva.

On aurait tort de considérer la grande épidémie du XVe siècle comme étant exclusivement due à la syphilis. Selon toute apparence elle fut le produit de plusieurs affections plus ou moins graves.

La maladie, suivant Schellig, était due à un poison subtil qui devenait contagieux par l'haleine, la respiration, les vêtements et l'habitation dans la même chambre. Or jamais la syphilis ne se transmit autrement que par le contact direct, c'est-à-dire l'inoculation.

Il est donc, fort probable, comme l'admet-

tent Melchior Robert et Ricord, que cette épidémie comprenait en même temps que des cas
de syphilis, des maladies graves et éminem-
ment contagieuses à distance ou épidémiques
telles que la variole, le typhus, la lèpre ancienne, la gale, peut-être, suivant la supposition de Beau et de Ricord, le farcin et la morve.

Et ce qui donne de la valeur à cette dernière
supposition, c'est que la morve des chevaux est
signalée pour la première fois seulement en
1494. — Elle sévit pendant le siège de Naples
sur les chevaux des armées en présence, et fut
étudiée et décrite à ce moment par un auteur
nommé Parazzez dont l'ouvrage signalé a malheureusement disparu.

CHAPITRE V

ÉPIDÉMIES SYPHILITIQUES POSTÉRIEURES
AU XVIe SIÈCLE.

Depuis la grande épidémie qui sévit pendant
la fin du xve siècle et le commencement du
xvie et s'éteignit progressivement, on a signalé
à différentes époques la réapparition de nouvelles épidémies exclusivement dues à la syphilis.

L'inexpérience des observateurs ne leur a
pas toujours permis d'en préciser la nature, et
ces épidémies ont souvent été décrites comme
des maladies nouvelles et dénommées en conséquence.

Mais les relations qui en ont été faites sont
très caractériques, et ne permettent pas le doute
sur leur origine syphilitique. Je signalerai les
plus importantes.

Maladie de Brünn.

En 1578, 180 habitants de Brünn en Moravie furent subitement atteints d'accidents alarmants; consistant en éruptions pustuleuses, douleurs ostéocopes, déperditions des forces, etc. On constata que tous ces malades avaient été dans un établissement de bains se faire appliquer des ventouses scarifiées et que quinze jours ou trois semaines après, les plaies étaient devenues le siège d'ulcères de mauvaise nature. Le barbier de Brünn avait inoculé la syphilis en se servant de ventouses contaminées.

Le sibbens d'Ecosse

C'est vers la fin du XVIIe siècle que le sibbens à fait son apparition en Écosse. On a accusé les soldats de Cromwell d'avoir importé cette maladie qui se transmet par le coït, l'usage des mêmes vases, l'allaitement, etc., et consiste en ulcères des parties génitales, de la gorge, etc., en lésions osseuses, etc. — Le mot sibbens ou siwens signifie fruit du framboisier sauvage.

Ce nom a été donnée à la maladie a cause de la ressemblance de ce fruit avec des excroissances spongieuses ou fongueuses qui viennent souvent à la peau. — Cette maladie est aujourd'hui en décroisssance.

La Radesyge de Suède et de Norwège.

La radesyge ou syphilis norwégienne s'est manifestée au commencement du XVIIIe siècle. Le professeur Bœck de Christiana l'a étudiée très complètement.

Cette maladie paraît avoir été importée par un vaisseau de guerre russe qui vint hiverner près de Stavanger en 1710.

On la désigna sous le nom de radezgye qui signifie en norwégien *mal immonde*.

On a constaté sa présence en Suède, dans le Holstein, en Esthonie.

Aujourd'hui encore cette syphilis existe dans ces régions, mais sous forme de cas isolés et sans gravité.

Boutons d'Amboine.

L'île d'Amboine fait partie des grandes Moluques dans l'Océanie.

En 1718, une maladie endémique y fut signalée par Bontius. Sa description est celle de la syphilis. Malgré l'avis contraire de Rollet, je partage l'opinion de Lancereaux sur ce point.

Mal de Sainte-Euphémie.

En 1727, on observa à Sainte-Euphémie une épidémie de syphilis qui se développa dans les conditions suivantes

Une sage-femme atteinte d'une pustule à l'index de la main droite communiqua la maladie à plus de cinquante femmes enceintes qu'elle accoucha ou explora. Les mères transmirent la maladie à leurs enfants et à leurs maris. La sage-femme fut interdite.

Pian de Nérac.

Le pian de Nérac est une épidémie de syphilis observée par Raulin à Nérac en 1751 et 1752. Cet auteur la désigna sous le nom de pian vu l'analogie qu'elle présentait avec la maladie des noirs. C'est une nourrice qui fut la cause première de l'épidémie. Elle transmit la syphilis dont elle était atteinte à plusieurs nourrissons qui la transmirent à leur tour soit à leurs mères soit à d'autres nourrices.

On comprend que les maris de ces femmes aient été victimes eux-mêmes de la maladie à la suite du coït, et que l'épidémie ait pris rapidement une grande extension.

Elle entraîna la mort d'un grand nombre d'enfants en bas âge.

Mal de la baie de Saint-Paul.

La syphilis fit son apparition au Canada, principalement à la baie de Saint-Paul vers

1770. Elle reçut les noms de mal anglais, mal des éboulements, mauvais mal, etc. C'est Beaumont, un chirurgien français, envoyé par le gouverneur de Québec qui a étudié la maladie et lui a assigné sa véritable nature.

La Facaldina.

C'est une épidémie de syphilis qui éclata en 1786 à Facaldo village de 800 âmes, limitrophe du Tyrol.

Elle fut importée par une mendiante infectée d'une gale vénérienne avec ulcères.

La plupart des cas furent transmis par le coït suivant les observations du docteur Zecchinelli.

Maladie de Fiume ou de Sherlevio.

En 1800, on constata l'apparition d'une maladie contagieuse et inconnue à Sherlevio, petit village situé près de Fiume. De là, cette maladie s'étendit sur la côte d'Illyrie, en Dalmatie, en Croatie où elle fit de sérieux ravages.

On découvrit que c'était une syphilis à forme maligne sans pouvoir préciser son origine. De nombreuses hypothèses ont été faites à ce sujet, mais aucune n'est justifiée.

Maladie de Chavanne Lure.

En 1829, M. Flamand signale à Chavanne une maladie contagieuse importée par un individu qui prétendit l'avoir contractée dans un corps de garde autrichien à Montbéliard, où il avait été retenu prisonnier pendant trois jours. Il avoit dû boire dans le même vase qu'un soldat qui avait, dit-il, la même maladie aux lèvres. Cette épidémie de syphilis n'eut pas de conséquences sérieuses et s'éteignit promptement.

Pian, yaws, frambœsia, etc.

Le pian d'Amérique, le yaws d'Afrique, le frambœsia de certains dermatologistes, las Bobas du Brésil, le gallao de la Guinée ne sont qu'une seule et même maladie : la syphilis.

Cette maladie sévit principalement sur les

noirs et n'a pas été signalée avant l'époque de la traite des nègres.

Ce qui la caractérise, c'est qu'elle revêt surtout la forme muqueuse..

On l'observe principalement sur la côte occidentale de l'Afrique, au sud des États de l'Union, aux Antilles françaises, anglaises, espagnoles, à Saint-Domingue, à la Guadeloupe, à la Jamaïque et dans presque toute l'Amérique méridionale.

CHAPITRE VI

Le climat, plus encore que la race et l'hygiène, paraissant avoir une influence marquée sur la syphilis, j'étudierai les caractères de cette maladie suivant les régions.

1° EUROPE.

Région du nord. — Les climats extrêmes et en particulier le climat froid donnent à la syphilis une gravité que l'on ne constate pas dans les régions tempérées.

Je signalerai une exception extrêmement curieuse et inexpliquée jusqu'à ce jour. L'Islande et les îles Féroë sont les deux seules contrées peut-être du monde entier, où la syphilis ne se encontre pas. Si à de longs intervalles on y signale quelques cas fort rares de syphilis, on constate qu'ils sont dus à l'importation étrangère, et que loin de se propager ils disparaissaient promptement.

Cette sorte d'immunité est bien spéciale à ces deux contrées, car dans les pays voisins la syphilis sévit avec intensité.

En Norwège et notamment à Christiania la maladie, fréquente, a une évolution très lente. (Les accidents secondaires n'apparaissent qu'après le sixième mois). Sa forme est grave et parfois maligne. Elle entraîne souvent la mort.

Il en est de même dans le nord de la Russie, en Sibérie, en Kamschatka, en Finlande, en Courlande, en Podolie, où la syphilis est répandue, endémique et grave.

La fréquence de la maladie dans tout l'empire russe s'explique par ce fait que presque toutes les prostituées, après avoir passé quelques années dans les grandes villes, retournent à la campagne où elles se marient.

Dans les Iles Britanniques, les cas de syphilis atteignent un chiffre effrayant. La statistique évalue approximativement à 50 000 le nombre des femmes se livrant à la prostitution et à plus d'un million cinq cent mille les individus des deux sexes qui chaque année contractent la maladie.

Sur 1000 hommes d'effectif de l'armée de terre en Angleterre, on compte 300 vénériens; sur 1000 vénériens il y a 343 syphilis primitives et 120 syphilis constitutionnelles. Cette statistique remonte à 1864. Depuis la loi promulguée en 1866, sous le titre de loi sur les maladies contagieuses, cette proportion a beaucoup diminué dans les villes de garnison où elle est appliquée, mais elle est encore considérable.

Région du centre. — Bien qu'en France la prostitution soit sévèrement réglementée, la syphilis y est très fréquente : c'est un des meilleurs arguments qui plaident en faveur des partisans d'une réforme complète de cette réglementation aussi opposée aux principes de la morale publique et du respect de la liberté individuelle, qu'inutile au point de vue des résultats sanitaires. C'est surtout dans les grandes villes, les ports de mer, les villes de garnison que la syphilis fait de grands ravages. Dans les campagnes elle est relativement rare : mais depuis quelques années elle commence à s'y propager et son extension s'explique aisément par la facilité des communications établies avec les villes.

Sur 1 000 hommes d'effectif de l'armée, on comptait, en 1869, 110 vénériens.

La syphilis constituait environ le quart des cas. On voit que la proportion est trois fois moindre que celle présentée pour l'armée britannique.

La douceur du climat de la France et surtout les progrès incessants de l'hygiène publique concourent à combattre la gravité de la syphilis.

Il n'est pas rare cependant d'observer des syphilis à forme maligne ou des accidents syphilitiques viscéraux entraînant une mort rapide.

En Belgique la syphilis est relativement moins commune qu'en France. Cette amélioration obtenue depuis quelques années doit être attribuée aux modifications apportées dans le régime de la prostitution. Les peines édictées contre les délits sont assez élevées.

Dans la Hollande, le Danemark et la Suisse, la syphilis est beaucoup plus fréquente qu'en Belgique.

La Prusse semble être privilégiée. D'après la statistique, l'armée et la population ouvrière sont beaucoup moins éprouvées que dans les pays voisins.

En 1867, sur 1000 hommes d'effectif on comptait seulement 54 maladies vénériennes.

En estimant au tiers des maladies vénériennes le nombre des cas de syphilis, cela fait à peine 20 syphilitiques par 1000 hommes.

Dans le reste de l'empire d'Allemagne la moyenne des cas se relève un peu, mais reste encore inférieure à la nôtre.

Dans l'armée on compte 63 vénériens par 1000 hommes.

La population juive de la Gallicie doit être signalée comme particulièrement atteinte de syphilis congénitale.

Région du midi. — En Espagne et en Portugal, grâce sans doute à l'extrême douceur du climat, la syphilis revêt une forme bénigne en général et guérit avec facilité.

Il est utile à ce sujet de signaler l'habitude qu'ont les Espagnols de ne pas traiter la syphilis primitive et de se contenter pour les accidents constitutionnels d'une médication hydrothermale sulfureuse.

Les maladies vénériennes sont d'ailleurs fréquentes : sur 1000 hommes de l'armée il y a environ 100 malades.

En Italie la fréquence et l'intensité de la syphilis varient d'une façon manifeste suivant la région.

Elle est bénigne dans le nord, dans le Mantouan, dans les provinces de Sondrio, de Brescia, etc. Au contraire extrêmement fréquente et grave à Rome, à Naples, en Sicile. Dans la Vénétie, le Tyrol, la Dalmatie, elle prend le cachet d'une maladie sérieuse.

Il en est de même dans la Moldavie, la Valachie, la Servie, le nord de la Turquie et la Grèce.

Elle se rencontre rarement, en revanche, dans les Iles Ioniennes et à Malte.

2° ASIE.

Répandue et bénigne en Asie Mineure, la syphilis acquiert plus de gravité sur les hauts plateaux de l'Arménie où les ostéites du nez et du palais sont communes.

On l'observe souvent dans les montagnes de la Syrie et en Palestine.

En Arabie elle règne presque exclusivement dans les ports de mer, surtout à Djedda.

Les tribus sédentaires et les habitants des villes cotières en sont plus souvent atteints que les nomades.

On l'observe encore dans le centre de l'Asie.

En Perse cette maladie revêt un caractère très bénin, qui dépend sans doute des conditions climatériques, mais peut-être aussi d'un moyen traitement que les Khirgis emploient. Ils boivent la décoction de *l'Ephedra equisetina* qui a une action diurétique et diaphorétique très prononcée.

Dans l'Inde, la syphilis fait de très grands ravages. Le tiers des malades admis dans les hôpitaux est atteint de cette affection. Ce sont les bayadères et les femmes de la caste inférieure qui constituent un foyer permanent de contagion.

Dans la basse Cochinchine et principalement à Saïgon, la syphilis est la maladie qui fait le plus de victimes parmi nos soldats.

Elle acquiert pour les Européens une gravité qu'elle ne présente pas chez les indigènes.

Ainsi les Chinois qui sont presque tous contaminés conservent néanmoins les apparences de la santé, et supportent la maladie sans grands inconvénients.

Il semblerait, comme le dit Armand, dans ses *Lettres sur l'expédition de Chine et de Cochinchine*, que, depuis des milliers de siècles, il s'est produit en Chine une sorte de syphilisation générale qui a atténué progressivement l'infection virulente dans les organismes qui en sont atteints. En somme les étrangers échappent rarement à la contagion. Les soldats et marins anglais servant en Chine payent un large tribu à cette syphilis, qui prend rapidement la forme cachectique et devient mortelle lorsque, comme le cas est fréquent, elle se complique de dysenterie.

Au Japon, la syphilis est connue sous le nom de *feu de la volupté*.

Il est facile de comprendre que dans ce pays où la prostitution n'est pas considérée comme une chose honteuse, la syphilis ait acquis une grande extension.

Du reste elle y est très bénigne : on observe rarement les accidents tertiaires.

3° AFRIQUE.

Région du nord. — En Algérie la syphilis a une fréquence et une malignité qui ont été constatées par de nombreux rapports médicaux. Il semble que l'influence du climat donne à la maladie une suractivité qui provoque l'apparition, sur tout le corps, de pustules et d'ulcères, et l'incurie et la malpropreté bien connue des Arabes expliquent aisément la facilité avec laquelle la contagion s'opère.

De même chez les Kabyles, la maladie présente des caractères non moins sérieux, et son extension doit être attribuée en grande partie aux prescriptions du Coran.

Les populations musulmanes observent la décence avec une telle rigueur que la constatation des affections des organes génitaux et leur traitement sont presque impraticables.

Ce que l'on a décrit sous le nom de *lèpre kabyle* comprend des syphilides pustulo-ulcéreuses, tuberculo-ulcérantes, gangréneuses et serpigineuses.

La variété et la gravité des accidents et surtout leur évolution très rapide sont remarquables, et il est permis de dire que la syphilis du Kabyle, de l'Arabe et du Saharien a la plus grande analogie avec la syphilis épidémique du xve siècle.

Dans la régence de Tunis, dans l'état de Tripoli, la syphilis est non moins grave.

Elle se montre hideuse et contagieuse sous toutes les formes, exostoses, caries des os du nez et du palais, ulcérations de la gorge, de la langue, de la bouche, des lèvres, etc.

Le traitement habituellement employé comprend une diète très sévère de quarante jours, l'usage de la salsepareille (acheba) en tisane et des bains de vapeur.

En Égypte, surtout au Caire, la syphilis est répandue dans toutes les classes de la société, mais elle y est peu grave et guérit ordinairement par de simples tisanes sudorifiques ou amères et des bains de sable.

Région du centre — La syphilis est une véritable calamité dans les pays nègres, principalement dans le Darfour où elle est connue sous le nom de maladie française. Tout le long de la côte occidentale de l'Algérie et particulièrement au Congo, sur la côte de Sierra-Leone, dans le royaume de Bénin, à Biafra, elle constitue une endémie désastreuss. Elle exerce une prédominance marquée sur les habitants mâles dont beaucoup succombent dès la jeunesse. Souvent les accidents reparaissent pendant les deux tiers de la vie des individus.

A Madère, la maladie sévit principalement sur les côtes et dans les grands ports de mer (Funchal). — Elle est rare à l'intérieur des terres. —

Région du midi. — A l'Ile Maurice, à l'Ile de

la Réunion, la syphilis est très répandue et très grave. Il en est de même à l'Ile Nossi-bé et à Madagascar. — Au Cap, au contraire, elle est assez rare et frappe exclusivement les soldats anglais qui y tiennent garnison.

Enfin dans le centre de l'Afrique du Sud, elle serait, suivant Livingstone, totalement inconnue. Les cas importés se guériraient spontanément et, remarque bien curieuse, leur intensité varierait suivant la pureté de la race des sujets atteints.

Ainsi la maladie serait très bénigne et presque insignifiante chez les indigènes dont la race n'a pas été croisée. — Chez les mulâtres au contraire la gravité des symptômes serait en proportion de la quantité de sang européen qui coule dans les veines du malade.

4° AMÉRIQUE.

Région du Nord. — La syphilis, aux États-Unis d'Amérique, ne diffère pas notablement de ce qu'elle est en Europe. Chez les nègres toutefois elle est fréquente et maligne, comme aussi parmi les tribus indiennes de l'ouest, surtout depuis leurs relations avec les Européens.

L'armée fédérale, pendant les deux années de guerre contre les confédérés des États du Sud, ne présenta qu'une moyenne annuelle de 67 vénériens sur mille hommes d'effectif et sur 1000 vénériens il y eut environ 360 syphilitiques, proportion relative assez analogue à celle de l'armée belge. — En revanche, en Californie, a San-Francisco et au Texas, la syphilis est un véritable fléau dont la cause est probablement due aux relations continuelles établies entre les Indiens et les Mexicains.

Région du centre. — Au Mexique, la syphilis a pris une extension plus considérable que sur la plupart des points de la surface du globe. Elle constitue pour les individus non acclimatés une maladie très tenace et sérieuse comme l'ont observé à Mexico Jourdanet et Libermann. Les accidents se développent avec une violence que la thérapeutique la plus active peut à peine modérer. Ils entraînent souvent la mort.

Dans les Antilles la maladie sévit avec moins d'intensité.

A Porto-Rico, à la Jamaïque, on l'observe fort peu. Du reste la statistique de l'armée anglaise le prouve d'une façon évidente. Sur 1000 hommes d'effectif des troupes appartenant aux possessions tropicales de l'Angleterre en Amérique, on compte 90 vénériens. — La syphilis entre pour un tiers environ dans le chiffre des maladies vénériennes.

A Haïti la syphilis est répandue et maligne. A Saint-Domingue en particulier, les maladies vénériennes atteignent une proportion effrayante, ce qui s'explique par les habitudes, de libertinage que l'on a dans ce pays, et le peu de précautions que l'on apporte dans l'usage des femmes.

Région du midi. — Le fléau syphilitique se montre dans cette région, si on en excepte la Colombie, avec une extension et une gravité peu différentes de celles qu'il présente au Mexique. En Bolivie, au Pérou, au Chili, dans les États de Rio de la Plata, la syphilis fait de grands ravages. On rencontre à Valparaiso, dit Güezennec, les affections syphilitiques les plus graves que l'on puisse imaginer. Des exemples d'ulcères rongeant successivement toutes les parties du corps, et entraînant une mort affreuse, ne sont pas rares. Les Européens semblent payer à la maladie un plus large tribut que les populations indigènes.

Au Brésil, la syphilis constitue encore une maladie commune et grave.

Elle règne avec intensité à Rio-Janeiro où la prostitution est libre, patentée et tolérée; elle s'alimente du reste par l'arrivée incessante des navires étrangers, car aucune disposition de police sanitaire n'est prise pour arrêter les progrès du mal.

La statistique indique que le tiers des malades entrant à l'hôpital de Santa Casa de Misericordia est atteint de syphilis.

5° OCÉANIE.

Dans l'archipel Indien, la syphilis est fréquente; surtout dans les villes du littoral et les localités en relations avec les Européens.

Dans l'intérieur de quelques îles, elle est encore inconnue. On la rencontre à Java, Bornéo, aux îles Célèbes, à Sumatra, aux îles Moluques.

Les Malais sont pour la plupart perdus par cette maladie dont les symptômes se composent de ce dégoûtant cortège d'ulcères rongeants qui envahissent toutes les parties du corps.

Dans la Polynésie australienne, la syphilis règne depuis un siècle environ. Elle a été importée dans la Nouvelle-Zélande et les îles Sandwich, en 1796, par les équipages du capitaine Cook.

Dans la nouvelle Calédonie, à l'Ile des Pins, la syphilis est très répandue, surtout depuis que nous y avons établi notre principal établissement pénitentiaire.

Suivant la thèse de Vinson, la maladie revêt ordinairement dans ces localités la forme phagédénique au début, mais se modifie promptement et se guérit avec facilité.

DEUXIÈME PARTIE

NOSOGRAPHIE

CHAPITRE PREMIER.

NOMENCLATURE DES DIVERS NOMS DONNÉS A LA SYPHILIS.

Il n'existe pas de maladie qui ait reçu plus de noms que la syphilis :

> Ne seut onc lui bâiller propre nom
> Nul médecin, tant eut il de renom.
> L'un la voulut *sahafati* nommer
> En Arabie : l'autre a peu estimer
> Que l'on doit dire en latin *mentagra ;*
> Mais le commun, quand il la rencontra,
> La nommait *gorre* ou la *vérole grosse*
> Qui n'épargnait ni couronne, ni crosse ;
> *Pocques* l'ont dit les Flamens et Picquarts.

> Le *mal françois* la nomment les Lombards.
> Si a encore d'autres noms plus de quatre,
> Les Allemands l'appellent *grosse blattre*
> Les Espagnols les *bouëls* l'ont nommée...
> Les Savoysiens la *clavela* la visent :
> Vela comment plusieurs gents en devisent,
> Vela comment Amour, le jeune ivrongne
> A fait aux gens grand dômaige et vergongne.

C'est ainsi qu'un poète du temps, *maistre Jean Lemaire*, 1525, énumère les diverses appellations sous lesquelles la syphilis était désignée.

Je trouve dans un autre vieil ouvrage de 1540, le *Triumphe de très haulte et puissante dame vérolle, Reyne du puy d'Amour*, une énumération complète des noms pittoresques qui furent à cette époque donnés à la maladie. Je reproduis un passage qui offre un grand intérêt en raison surtout de la rareté de ce livre dont l'auteur est resté inconnu.

« La déclinaison casuelle du povre cas et accident fortuit, dubitable et subit aussi, qui survient sans dire gare trop tost et par trahison, lequel s'appelle la traistre maladie, l'égritude, l'enfermeté, la langueur, la douleur, la langonie, la povreté, la mal adventure vénéricque, avecques les plaintz, pleurs, souspirs, lamentations et regretz, dont sont héritiers perpétuels et vrays possesseurs tous chevaliers, errans, courans, bruyans, la contre lance ferme et royde; en lice mal couchée, sans bougie ni lunettes, sur les parties et régions des basses marches de madame Vénus, comme au long sera déclaré aux seigneurs cecy lysans :

Deffinition quidditative
Sans division substrative

Nominativo : hic, hæc, hoc.

« La grosse vérole, la galle de Naples, le pourpoint à boutons, la brigandine clouée, la gaillardise, la mignonnise, la pomperie, l'estringue, la véringue, la haringue, la ruade, la friscade, la penade, le jaffart, le jarrou, les cirons en coque, le plat aux cerises, le mal inconnu, la happelourde, la trahison, la fortune, la malencontre, la méchanceté, la sorcerie, l'enchantement, la diablerie, la glux, la plège, le rayseul, le fillé, le laz courant, le collier, la

chausse-trappe, le mal du creux, le mal du
fourché, le mal de Nyort, le maujoinct, le mal
du carrefour de Poitiers, le mal du trou qu'on
ne peult clore, le mal des rains, le mal des ro-
gnons chargez, le mal du bas percé, le mal de
la cassette aux ceons, le mal du boisseau à mesurer les andouilles, le mal qui se porte, le mal
punais, le mal de prester sans jamais rendre,
le mal de longue rage, le mal de malle rage, le
mal de broche en cul, le mal de Champelu, le
mal du gouffre, le mal privé, le mal sauvaige,
le mal de maumissère, le mal de maupertuis, le
mal de mal y entras, le mal du clos Bruneau,
le mal des aveugles. »

On voit d'après cette longue énumération la
variété infinie de noms que reçut la syphilis.
De tous ces noms, quelques-uns seulement
passèrent dans le langage de la science et
urent adoptés d'une façon générale et presque
définitive. — Ainsi les Français frappés de
l'analogie que la maladie nouvelle présentait
avec la petite vérole connue depuis le vi⁰ siècle
l'appelèrent *grosse vérole* ou *vairole.* Les Flamands et les Picards, *les poques;* les Espagnols,

las bubas; les Génois, *le male de le tavelle;* les Toscans, *il malo delle bolle;* les Lombards; *lo male delle bozzole;* les Savoyards, *la clavelée;* les Allemands, *grosse blatter*, etc.

Pendant longtemps les différentes nations se reprochèrent mutuellement l'origine et la transmission de la maladie. C'est ainsi que les Italiens et les Napolitains l'appelèrent *mal francese;* les Allemands, *franzosen;* les Anglais, *french pox;* les Français, *mal de Naples;* les Flamands *spaanse Pocken;* les Maures, *mal espagnol;* les Portugais, *mal castillan;* les Indiens, *mal des Portugais;* les Turcs, *mal des chrétiens;* les Persans, *mal des Turcs;* les Polonais, *mal des Allemands;* les Moscovites, *mal des Polonais;* etc.

Ce fut Jacques de Béthencourt, médecin de Rouen, qui créa la dénomination de *maladie vénérienne,* adoptée par Fernel sous la forme latine de *lues venerea.*

Aujourd'hui, le nom scientifique réservé à la maladie qui nous occupe est celui de *syphilis.* Il tire son origine du poème de Fracastor (1530) dans lequel figure le berger Syphilis qui ayant

outragé le Soleil aurait reçu la vérole en punition.

Certains étymologistes ont encore fait dériver
le mot syphilis du grec : soit de σιφλός, haïs-
sable ; soit de σῦς pourceau et φιλεῖν aimer, c'est-
à-dire amour immonde.

Dans le langage vulgaire, on désigne encore
la syphilis sous les noms de *vérole* ou *grosse
vérole...*

CHAPITRE II

La syphilis est une maladie virulente, constitutionnelle, transmissible soit par hérédité, soit par inoculation artificielle ou naturelle; ayant une évolution lente et régulière qui se traduit, au début, par des lésions périphériques (lésions cutanées) et parfois plus tard, par des lésions centrales (lésions viscérales).

On trouve dans la science autant de définitions de la syphilis que de syphiliographes. Aussi, en constatant le désaccord des auteurs, n'ai-je pas hésité à emprunter aux uns et aux autres ce qu'il pouvait y avoir de bon dans leurs définitions, laissant de côté ce qui est défectueux, et je crois être arrivé ainsi à définir la syphilis d'une façon précise et complète.

Mais étudions séparément chaque terme de cette définition.

La syphilis, ai-je dit, est une maladie virulente, constatant ainsi qu'il existe, dans toute l'économie du sujet syphilitique, un principe morbide spécial, dit virus, qui pourra provoquer chez un sujet sain une maladie identique.

Ricord a défini la syphilis « une maladie contagieuse, engendrée par un virus et débutant par un accident particulier, le chancre. »

Or, comme le dit Bazin, cette définition est inexacte, car si la syphilis peut être *provoquée* par le virus, elle n'est point *engendrée* par lui. Elle n'est pas contenue tout entière dans une gouttelette de pus. Cette gouttelette n'agit qu'à titre de cause occasionnelle et grâce à l'existence d'une *prédisposition*.

Cette prédisposition d'ailleurs est la règle, et l'immunité l'exception.

Il n'est pas exact non plus d'avancer que la syphilis débute toujours par un chancre. Si, dans la majorité des cas, il en est ainsi, cette règle n'est pas aussi absolue que Ricord et Rollet (de Lyon) ont la prétention de l'établir. Elle

admet quelques exceptions, et il faut reconnaître, suivant l'opinion de Bazin, que la plaque
muqueuse ou plaque syphilitique est, je ne dirai
pas souvent, mais est parfois l'accident initial
de la syphilis.

Le fait est démontré d'une façon évidente par
l'observation présentée par Gibert à l'Académie
de médecine en 1859, pour prouver la contagion des accidents secondaires.

En voici le résumé :

« Cette observation est beaucoup plus curieuse à cause du siège où a été puisé le virus
(papule squameuse du front) ; des apparences
de celui-ci (la lancette n'était chargée que de
sérosité sanglante) ; de la longue durée de l'incubation (trente-cinq jours) ; enfin de la forme
du phénomène initial qui n'a pendant toute sa
durée offert d'autre lésion apparente qu'une
papule étalée en plaque squameuse, sans aucune *exhalation* ni *excoriation* :

Avec la meilleure volonté, on ne peut trouver dans cette observation d'une authenticité
indiscutable, les caractères d'un *chancre induré*.

Enfin j'ai recueilli personnellement un certain nombre d'observations très précises qui prouvent que la syphilis ne débute pas toujours par un chancre.

La syphilis est une maladie constitutionnelle. Ce caractère admis par tous les auteurs est celui de la maladie qui, au lieu de rester localisée à un organe, affecte tous les systèmes organiques, atteint la constitution entière.

La syphilis est transmissible soit par hérédité soit par inoculation artificielle ou naturelle. — Le fait de la virulence comporte la contagiosité de la syphilis.

J'ai donc considéré comme inutile l'épithète de contagieuse, qui constitue un pléonasme, et a le tort de ne pas préciser le mode de transmission de la maladie.

La contagion étant la transmission de la maladie d'un individu à un autre par l'effet d'un contact médiat ou immédiat, on est exposé à commettre une erreur, si on applique cette définition à la syphilis.

Il y a en effet pour les maladies virulentes deux modes de contagion. Ou par contact

médiat ou immédiat, tels que la variole, le
typhus, la scarlatine, etc., et dans ce cas la
transmission s'opère principalement par l'atmosphère qui renferme les substances organiques virulentes exhalées par les poumons et
entraînées par la vapeur d'eau, ou par inoculation, c'est-à-dire par l'introduction du principe
virulent dans l'économie, que cette inoculation soit faite artificiellement ou soit le résultat
d'un accident : il en est ainsi pour la syphilis,
le charbon, la rage, le farcin, la variole, la
vaccine, etc.

Il est préférable, à mon avis, d'étendre le
sens d'inoculation et de comprendre sous cette
expression toute introduction de virus dans
l'économie plutôt que d'employer le mot de
contact qui dans ce cas a une signification
absolument fausse, puisque le contact seul n'entraîne jamais la contagion syphilitique. Tout
le monde sait que le contact des malades
n'expose à aucun danger le médecin, tant que
la partie au moyen de laquelle s'opère le contact ou l'attouchement est intacte et ne permet
pas, à la faveur d'une plaie ou d'une exfoliation

épidermique l'introduction du principe virulent dans l'économie.

Le danger n'existe que lorsque l'inoculation est possible. Un exemple malheureusement trop fréquent nous en est fourni par les observations de sages-femmes ou de médecins victimes de l'inoculation pour avoir touché des plaies virulentes, sans s'apercevoir qu'ils portaient aux doigts une légère fissure par laquelle le virus pouvait pénétrer dans leur économie.

La syphilis ne se transmet donc que suivant les deux procédés indiqués : c'est-à-dire l'hérédité et l'inoculation artificielle ou naturelle.

La syphilis a une évolution lente et régulière.

La lenteur de cette évolution qui fait de la syphilis une maladie chronique varie entre plusieurs mois ou de nombreuses années. Sa régularité est analogue à celle de la variole, c'est-à-dire, comme le dit Jaccoud que « les grands phénomènes qui signalent le cours de la maladie ont une prédilection pour certaines époques : mais de là à prétendre qu'ils ne s'en écartent jamais, il y a loin : les dates assignées aux diverses phases n'expriment que des moyennes et, dans le particulier, il faut admettre de nombreuses oscillations en decà et au delà. »

Nous verrons que ces oscillations dépendent le plus souvent d'une irrégularité de l'évolution de la maladie due soit à des causes individuelles, soit à une intervention thérapeutique intempestive.

La syphilis se traduit au début par des lésions périphériques (lésions cutanées), et parfois plus tard par des lésions centrales (lésions viscérales).

Si les lésions périphériques du début ne font pas plus défaut que les éruptions dans les fièvres éruptives, les lésions centrales, en revanche, ne sont pas obligatoires : il semblerait que ces dernières ne se produisent que lorsque l'évolution régulière de la maladie a été troublée et enrayée.

Quant au caractère des lésions, j'ai préféré ne pas le préciser vu sa complexité. La concision que comporte toute bonne définition n'eût pas été respectée.

CHAPITRE III

DIVISION DE LA SYPHILIS

La syphilis ayant une évolution régulière, on a divisé ses symptômes en plusieurs périodes, suivant leur ordre habituel d'apparition.

Ces périodes sont au nombre de quatre et comprennent :

Première période ou accidents primitifs.

Le chancre ;
La plaque syphilitique (dans des cas exceptionnels) ;
L'engorgement ganglionnaire.

Deuxième période ou accidents secondaires.

La fièvre syphilitique ;
L'encéphalopathie ;

L'arthropatie ;

L'alopécie.

Les affections tégumentaires (c'est-à-dire lésions de la peau et des muqueuses).

La lymphangite ;

L'iritis.

Troisième période ou accidents tertiaires.

(Accidents affectant les tissus profonds).

Le sarcocèle syphilitique ;

Les lésions des muscles et des tendons ;

Les lésions du tissu cellulaire (tumeurs gommeuses) ;

Les affections des os et du périoste (périostose, ostéite, exostose, carie et nécrose).

Quatrième période ou accidents viscéraux.

Les lésions des organes parenchymateux ou des viscères.

A. — **Accidents primitifs.**

Après une incubation[1] dont la durée moyenne varie de cinq à vingt et un jours (cinq jours dans la statistique de Fournier, vingt et un jours suivant mes observations), il survient, au point où l'inoculation du virus syphilitique s'est effectuée, une tache rouge plus ou moins saillante.

Vers le 3ᵉ jour cette saillie constitue une véritable papule qui dégénère en une pustule vers le 5ᵉ jour. A ce moment la pustule s'ouvre et on aperçoit une ulcération, superficielle, arrondie, taillée à *l'évidoir*, à fond grisâtre, sans induration de la base. — C'est le chancre.

Vers le 8ᵉ ou 10ᵉ jour, cette ulcération qui a pris une couleur rosée devient le siège d'une induration qui offre un caractère tout à fait spécial. Elle se présente sous forme d'une saillie arrondie et circonscrite siégeant à la

---

1. On entend par incubation l'intervalle de temps qui s'écoule entre l'instant de l'absorption du virus et l'époque d'apparition de la première manifestation.

base de l'ulcération, rappelant par sa forme une lentille, un noyau de cerise ou une noisette, et donnant au toucher la sensation d'un corps élastique résistant.

Suivant Virchow cette induration est due à une prolifération du tissu conjonctif dans l'épaisseur du derme.

Après une durée qui est d'environ six semaines, le chancre induré qui a pris rapidement les caractères d'une plaie rosée, ne produisant qu'une très légère suppuration, se couvre de bourgeons charnus, et la cicatrisation ne tarde pas à s'opérer.

Un caractère bien remarquable présenté par le chancre est de ne pas être inoculable au sujet qui le porte. Nous verrons que le chancre mou peut au contraire se reproduire indéfiniment sur le malade.

Le chancre tel que je viens de le décrire est le début habituel de la syphilis.

Mais dans certains cas l'accident initial consiste en une plaque sèche (Lancereaux) ou une plaque syphilitique (Bazin).

Dans ce cas la période d'incubation est d'environ 30 à 35 jours; puis apparaît une papule cuivrée, sèche, étalée, qui se recouvre d'une croûte ou plutôt d'une écaille mince. Cette écaille persiste ou se détruit, suivant qu'elle repose sur une surface tégumentaire sèche ou humide.

Les tissus sous-jacents présentent une induration légère et comme parcheminée.

Quel que soit le mode de début de la syphilis, on constate toujours un engorgement des ganglions voisins de la lésion initiale. Cette adénite présente des caractères particuliers : elle envahit plusieurs ganglions en même temps (chapelet ganglionnaire). Elle se manifeste par une augmentation de volume peu considérable des ganglions, et par une dureté qui rappelle celle de la base du chancre : elle est presque toujours indolente et n'a pas de tendance à la suppuration.

L'adénite qui accompagne le chancre mou ou non infectant est ordinairement limitée a un seul ganglion, et se termine presque toujours par suppuration (*poulain*).

Voici quelle est la marche la plus habituelle

des accidents primitifs de la syphilis : mais sa régularité, comme je l'ai dit, n'est pas absolue. Les périodes d'incubation, d'évolution, peuvent varier à l'infini.

Le chancre peut se présenter sous des formes très différentes et à ce sujet, je crois utile de dire quelques mots de l'*Unicisme* et du *Dualisme* chancreux, cette grande question qui divise encore les syphiliographes.

Unicisme et Dualisme chancreux

Le chancre se présente d'ordinaire sous deux formes ayant des caractères différents assez tranchés.

1° CHANCRE INDURÉ, SYPHILITIQUE, INFECTANT.

Je viens de le décrire. Il me suffira donc d'en résumer les principaux caractères pour bien faire comprendre ce en quoi il diffère du chancre non infectant.

Incubation moyenne de vingt et un jours. Ulcération, en général, unique, petite, arrondie superficielle, taillée à *l'évidoir*.

A la base du chancre, induration cartilagineuse bien circonscrite rappelant la forme d'une lentille, d'un noyau de cerise ou d'une noisette;

Sécrétion séreuse plutôt que purulente et, dans tous les cas, très peu abondante;

Cicatrisation rapide et spontanée le plus souvent;

Tuméfaction peu considérable et sans symptômes inflammatoires de plusieurs ganglions voisins. Ces glandes engorgées et indurées roulent sous le doigt, et donnent la sensation d'un *chapelet ganglionnaire.* — Terminaison habituelle de cette adénite par résolution et très exceptionnellement par suppuration.

2° CHANCRE SIMPLE, MOU, NON INFECTANT.

La période d'incubation est fort courte : il apparaît environ deux ou trois jours après le moment où la contagion s'est opérée.

Dans les premières vingt-quatre heures, le siège de l'inoculation devient rouge et s'entoure d'une petite auréole inflammatoire; puis sur-

tuméfaction au centre de laquelle apparaît une vésicule qui dégénère bientôt en pustule. Après la rupture de la pustule apparaît une ulcération plus ou moins profonde, arrondie, d'étendue variable, dont les bords sont nettement *taillés à pic*, comme à l'emporte-pièce, et parfois renversés en dehors. Le fond de la plaie est inégal, déchiqueté, recouvert d'une couche de pus épaisse et grisâtre. La base du chancre est souple, ou si parfois elle est le siège d'un empâtement analogue à celui des plaies dont l'inflammation est vive et produit une abondante suppuration, jamais du moins elle n'offre cette induration élastique indolente du chancre infectant.

Dans certains cas cet empâtement inflammatoire peut acquérir une consistance exagérée et se confondre absolument avec l'induration spécifique ; c'est lorsque le chancre a été soumis à un traitement irritant et caustique.

Il est utile de connaître cette modification due à l'action médicamenteuse pour éviter des erreurs de diagnostic trop fréquemment commises.

Le chancre est le plus souvent multiple d'emblée, ou bien, primitivement unique, il se multiplie plus tard par des inoculations successives. On a constaté quelquefois l'existence de quinze et vingt chancres en même temps.

Par l'inoculation artificielle on peut le reproduire indéfiniment sur le malade.

Son action locale ne retentit pas ordinairement sur les ganglions voisins. C'est cette absence d'adénopathie qui est un de ses caractères les plus importants. Si parfois il provoque l'inflammation des lymphatiques, cette inflammation n'atteint le plus habituellement qu'un seul ganglion, qui augmente de volume, devient douloureux, présente tous les symptômes d'une phlegmasie violente et donne lieu à une abondante suppuration. Cette adénite suppurée est désignée vulgairement sous le nom de *poulain*.

La marche du chancre mou est envahissante : il a de la tendance à détruire et à creuser les tissus voisins. Vers la quatrième semaine, l'ulcère se couvre de bourgeons charnus, l'inflammation diminue, la sécrétion du pus cesse et la cicatrisation s'opère. Elle laisse après elle une cicatrice blanche indélébile.

Enfin, et c'est là le point capital, le chancre mou n'est pas suivi *habituellement* d'accidents syphilitiques.

Si l'on compare les descriptions que je viens de faire de ces deux chancres, on est frappé du peu d'analogie qu'ils offrent, et dans leur aspect, et dans leur marche, et dans leurs conséquences.

Je dois dire immédiatement que ces caractères distinctifs, si précis dans les descriptions scientifiques, s'observent rarement dans la pratique. Dans la majorité des cas il est fort difficile, parfois même impossible, de déterminer au début la nature infectante ou non de l'ulcération.

Pendant longtemps il fut admis que ces deux chancres dérivaient d'une seule et même cause variant dans ses effets.

Ainsi fut posé le principe de l'unicité virulente.

Ricord commença par soutenir la doctrine de l'unicisme. Mais en 1835, Carmichaël ayant émis l'hypothèse de la pluralité des virus, cette idée fut acceptée par le chef de l'école du Midi et ne tarda pas à porter ses fruits.

Bassereau (1852) déclara que le chancre mou et le chancre induré provenaient de deux virus distincts. La doctrine du dualisme était fondée.

Successivement, Clerc, Maratray, Diday (de Lyon) perfectionnèrent cette doctrine.

Ils subdivisèrent à l'infini les chancres en les attribuant à des virus dont la variété et les modifications étaient en rapport avec la fertilité de leur imagination.

C'est ainsi que naquirent le chancroïde, le chancre induroïde, la chancrelle, et une foule d'autres qui du reste ne vécurent pas.

N'ayant pas l'intention de reproduire les débats des unicistes et des dualistes, ce qui m'entraînerait beaucoup trop loin, je me contenterai, soutenant les idées de Melchior Robert, *le champion zélé* de l'unicité du virus, suivant l'expression de Ricord, de résumer les arguments qui condamnent la doctrine du dualisme.

Ces arguments sont basés non sur des théories, mais sur des faits cliniques attentivement observés.

S'il est incontestable que les chancres se présentent sous deux formes habituellement différentes (chancre mou, chancre induré), qu'ils varient par leur marche et leurs conséquences, on ne peut/pas en conclure qu'ils ne dérivent point d'un même principe, attendu que trop souvent ces deux chancres, qui, suivant la doctrine dualiste, devraient constituer deux maladies toujours distinctes, se confondent et produisent des effets identiques.

L'inoculation du virus vaccin ne provoquera jamais ni la rage, ni le charbon, ni une maladie virulente quelconque ; elle ne provoquera jamais que le vaccin, parce que c'est une entité morbide bien caractérisée. S'il en était de même pour les deux maladies chancreuses, chaque chancre devrait se reproduire dans son espèce, et dans aucun cas le résultat ne devrait varier.

Or, l'inoculation du chancre induré à un sujet vierge de syphilis peut produire un chancre mou non suivi d'infection syphilitique. Réciproquement, l'inoculation du chancre mou peut produire un chancre induré suivi d'infection syphilitique.

La rareté du fait ne lui enlève pas son immense importance.

Ces deux vérités énoncées sous forme d'axiomes sont confirmées par les observations de Melchior Robert, dont voici les conclusions :

1° Le virus du chancre infectant peut développer chez l'individu exempt d'infection une ulcération molle ayant tous les attributs du chancre mou, c'est-à-dire sans induration, sans adénites multiples, sans infection constitutionnelle.

2° Le pus du chancre induré, inoculé en même temps à plusieurs individus, détermine des effets variés, c'est-à-dire qu'il engendre des ulcérations qui diffèrent par l'aspect, l'intensité, la marche et la forme.

3° L'inoculation simultanée du pus de chancre simple et du pus de chancre induré chez un individu exempt de syphilis, engendre deux pustules qui affectent une forme et une marche si identiques, qu'il est impossible de distinguer laquelle de ces deux pustules provient du chancre induré ou du chancre simple.

4° L'inoculation expérimentale du pus de chancre induré n'est pas fatalement suivie de vérole constitutionnelle.

5° Le chancre induré engendré dans les rapports sexuels est quelquefois suivi de bubon suppuré inoculable.

6° Auzias-Turenne a vu l'induration se développer après plusieurs inoculations successives faites avec du pus de chancre simple au bras d'un de ses inoculés.

7° Dans certains cas les chancres indurés. deviennent phagédéniques et occasionnent des engorgements ganglionnaires inflammatoires comme les chancres mous.

Ces observations établissent, comme on le voit, sinon une identité complète, du moins une parenté incontestable entre le chancre infectant et le chancre mou : elles démontrent que ces deux espèces d'ulcération procèdent d'un principe unique : le virus syphilitique.

En résumé, les faits cliniques permettent de conclure en disant que :

1° Le chancre infectant reconnaît ordinairement pour cause un chancre infectant.

2° Le virus du chancre infectant inoculé à un individu diathésé produit le chancre mou.

3° Le virus du chancre infectant détermine par exception un chancre simple chez un individu sain, cela en vertu de conditions individuelles qu'il est souvent impossible de préciser.

4° Le chancre simple se reproduit habituellement dans son espèce ; mais il peut, aussi par exception, déterminer un chancre infectant.

5° Les différentes variétés de chancres dérivent d'un même principe : le virus syphilitique.

6° Le virus syphilitique peut se modifier, acquérir de l'activité ou en perdre selon une foule de circonstances, et en particulier la prédisposition de l'individu inoculé.

B. — **Accidents secondaires.**

C'est environ un mois ou six semaines après l'apparition du chancre que débutent les accidents de la période secondaire.

Il semble que l'action du virus syphilitique, d'abord limitée au point d'inoculation et aux ganglions lymphatiques voisins, ait besoin d'un certain temps pour se propager à toute l'économie. Lorsque la diffusion du virus, qui est en quelque sorte un travail de fermentation, est achevée, l'empoisonnement constitutionnel est complet, et on voit alors éclater ces accidents secondaires qui sont l'expression des efforts que fait toute l'économie pour éliminer le principe toxique qu'elle renferme.

Les premiers prodromes de la période secondaire consistent en une altération des traits, une courbature, un malaise général qui peuvent donner l'idée d'une fièvre éruptive imminente.

Les malades ont des vertiges, des éblouissements et souvent des accès de fièvre qui reparaissent principalement le soir ou pendant la nuit. Ils ont des douleurs de tête intenses, des douleurs rhumatoïdes dans tous les membres et les articulations. Leurs cheveux tombent en totalité ou par plaques; il en est de même souvent des sourcils, des cils et de tous les poils du corps. Cette alopécie se distingue de la calvitie ordinaire en ce que cette dernière est limitée habituellement à la partie supérieure et moyenne du crâne. Lorsque les cheveux repoussent chez les syphilitiques, ils restent clairsemés, secs, très fins et prennent un aspect laineux.

On ne tarde pas, après ces prodromes, à voir apparaître sur le corps une éruption de couleur rouge-cuivre, suivant l'expression de Swédiaur, affectant des caractères si variés, qu'on ne peut les décrire qu'en l'envisageant sous les différentes formes qu'elle revêt et en suivant un ordre de classification.

Les éruptions cutanées de la syphilis dites *syphilides* peuvent se diviser en trois classes :

1re classe : *syphilides exanthématiques;*

2e classe : *syphilides circonscrites;*

3° classe : *syphilides ulcéreuses.*

Chacune de ces classes comprend les sub-
divisions suivantes :

1° SYPHILIDES EXANTHÉMATIQUES.

a. — Érythémateuse ou roséole.
b. — Papuleuse.
c. — Pustuleuse.
d. — Vésiculeuse.

2° SYPHILIDES CIRCONSCRITES.

e. — Tuberculeuse.
f. — Pustulo-crustacée.
g. — Papulo-vésiculeuse.

3° SYPHILIDES ULCÉREUSES.

h. — Pustulo-ulcéreuse
l. — Tuberculo-ulcéreuse.
m. — Gommeuse.

Nous allons passer successivement en revue
chacune de ces variétés.

a. — Syphilide érythémateuse ou roséole.

La *roséole commune* est caractérisée par des

taches roses, à peine apparentes parfois, irrégulièrement arrondies, plus ou moins espacées ou se réunissant pour former de larges plaques, et apparaissant d'abord sur le bas-ventre et le tronc.

A la suite d'un traitement mercuriel, comme l'a signalé Bazin, les taches affectent une forme de cercles ou de demi-cercles.

Au centre des taches on voit parfois de petites saillies dues à l'augmentation de volume des follicules pileux : c'est la *roséole granuleuse*.

Enfin le centre des taches peut présenter une saillie papuleuse assez étendue, et dans ce cas la teinte de l'éruption est plus foncée : c'est la *roséole papuleuse*.

La roséole syphilitique a une marche lente et se produit souvent par poussées successives. Sa durée varie de un mois à six semaines.

Lorsque les taches de la roséole disparaissent, elles donnent lieu à une desquamation pulvérulente et laissent à leur place des taches jaunâtres qui persistent longtemps.

De toutes les syphilides, c'est la roséole que l'on observe le plus souvent.

b. — Syphilide papuleuse.

La seconde par ordre de fréquence, la syphilide papuleuse est caractérisée par des papules coniques ou hémisphériques d'un volume variant de celui d'une lentille à celui d'une merise. L'éruption envahit parfois toute les régions du corps, mais le plus souvent apparaît d'abord sur le tronc, puis sur les membres, le front et le cuir chevelu. — Elle dure d'un à trois mois.

C'est la syphilide papuleuse dite *lenticulaire*.

Lorsque les papules ne sont pas plus volumineuses qu'une tête d'épingle et forment des groupes qui apparaissent par poussées successives, la syphilide papuleuse est dite *miliaire*.

c. — Syphilide pustuleuse.

La syphilide pustuleuse peut revêtir trois formes :

Ou bien elle est caractérisée par des papulo-pustules purulentes au sommet, indurées à la base, dont le pus se concrète en croûtes qui laissent après leur chute des cicatrices blanches déprimées : c'est la syphilide pustuleuse dite *lenticulaire*. Elle débute ordinairement par la face ou le cou et envahit ensuite le dos et les membres.

Ou bien les pustules ont le volume d'un grain de millet et apparaissent successivement par groupes dont les uns sont recouverts de croûtes alors que les autres ont été remplacés par ces cicatrices blanches dont je viens de parler : c'est la syphilide pustuleuse dite *miliaire*.

Ou enfin les pustules sont volumineuses et purulentes de la base au sommet et ressemblent aux pustules de la variole : c'est la syphilide pustuleuse dite *phlysaciée* ou *variole syphilitique*.

d. — **Syphilide vésiculeuse.**

Cette syphilide est caractérisée par des taches rouges au centre desquelles se dévelop-

pent des vésicules remplies d'une sérosité qui
devient purulente au bout de huit ou dix jours
et se concrète en une croûte qui est entourée
d'une auréole cuivrée caractéristique et laisse
à sa suite une maculature cicatricielle.

Suivant le volume et la disposition des vésicules, la syphilide vésiculeuse est dite *vari-
celle syphilitique*, *herpès syphilitique* ou *ec-
zéma syphilitique*.

Cette affection suit une marche chronique,
dure de six semaines à deux mois et présente
des poussées successives.

e. — Syphilide tuberculeuse.

Cette syphilide est caractérisée par des boutons durs, rugueux, recouverts souvent de
squames épidermiques et qui s'effacent en laissant des cicatrices indélébiles.

Elle siège, par ordre de fréquence, à la face,
au tronc, aux membres, au cou, au cuir chevelu et à la face dorsale des mains.

Les tubercules, dont la grosseur varie de celle
d'un grain de chènevis à celle d'une petite ce-

rise, sont groupés sur des surfaces circonscrites en forme de cercle, d'ovale, etc., et offrent une couleur jaune, ou rouge cuivre, ou parfois même noirâtre.

Cette affection dure de quatre à six mois.

La syphilide tuberculeuse de la paume des mains s'accompagne d'une abondante desquamation épidermique qui l'a fait désigner sous le nom de *psoriasis syphilitique*.

f. — Syphilide pustulo-crustacée.

Elle s'observe principalement à la face, au cuir chevelu et enfin au tronc et aux membres. Elle est caractérisée par des pustules groupées en cercles, en ellipses ou en fer à cheval. Ces pustules forment des croûtes épaisses, jaunes, verdâtres ou brunâtres. La syphilide pustulocrustacée siégeant au front est désignée vulgairement sous le nom de *couronne de Vénus*.

g. — Syphilide papulo-vésiculeuse.

Elle s'observe plus fréquemment chez les femmes que chez les hommes, sur la face et les parties sexuelles que sur les autres parties du corps, et est caractérisée par des cercles complets ou incomplets constitués par des papulo-vésicules dont le liquide se concrète et forme de petites croûtelles.

h. — Syphilide pustulo-ulcéreuse.

Son siège de prédilection est la face et le cuir chevelu. Elle est constituée par des groupes de grosses pustules ou des bulles de rupia. Ces pustules ou ces bulles se recouvrent de croûtes épaisses, humides et verdâtres, qui plus tard deviennent sèches, brunâtres et vernissées.

Ces croûtes augmentent sans cesse, deviennent saillantes et stratifiées comme des écailles d'huître. E les reposent sur un fond ulcéré, et si l'on vient à presser sur elles, on fait sourdre un liquide sanieux et purulent à la périphérie ou par les fissures qu'elles présentent. Après leur chute on constate l'existence d'ulcérations à fond grisâtre, profondes, comme taillées à l'emporte-pièce et fournissant un pus sanieux. Lorsque ces ulcérations tendent vers la guérison elles deviennent rosées, se recouvrent de bourgeons charnus et produisent des cicatrices blanches et fortement déprimées. Cette syphilide a ordinairement une durée fort longue et est sujette aux récidives.

i. — Syphilide tuberculo-ulcéreuse.

Elle est caractérisée par des tubercules rouges et durs, réunis en groupe, s'ulcérant rapidement et se recouvrant de croûtes verdâtres ou noirâtres. Lorsque ces croûtes sont tombées, on constate l'existence d'ulcérations profondes, à bords taillés à pic et à fond grisâtre.

Ces ulcérations peuvent détruire en peu de temps les ailes du nez, le voile du palais, les lèvres, les joues, etc.

Au pourtour des ulcérations se forment de nouveaux tubercules qui suivent la marche des précédents, s'ulcèrent et agrandissent ainsi la perte de substance déjà existante. Lorsque la guérison se produit, les ulcérations se couvrent de bourgeons charnus et il se fait des cicatrices blanches offrant quelquefois des brides inodulaires.

Si l'ulcération a tendance à creuser les tissus en profondeur, la syphilide est dite *phagédénique* ou *lupus syphilitique*. Si au contraire elle ronge les tissus en superficie, elle est dite *serpigineuse*.

La durée de cette syphilide est toujours fort longue et varie de quelques mois à plusieurs années.

j. — Syphilide gommeuse.

Cette syphilide est caractérisée par l'existence de petites tumeurs sous-cutanées d'un volume variant d'une noisette à celui d'un petit œuf, éparses ou groupées, molles ou fermes, devenant adhérentes à la peau, la perforant, donnant issue à un liquide sanieux et fétide semblable à de la colle ou à une solution de gomme et produisant des ulcérations profondes et déchiquetées. Ces ulcérations subissent les mêmes évolutions que les précédentes.

Ces éruptions ne sont pas les seules qui se produisent à la période secondaire. Il en est une très fréquente qui constitue une affection *spéciale* à la syphilis et qui a reçu le nom de *plaque syphilitique* ou *plaque muqueuse*.

Plaque syphilitique ou muqueuse.

La plaque syphilitique ou muqueuse est caractérisée par une élevure de la peau ou des muqueuses à bords nettement circonscrits et dont le centre est en général déprimé.

Les plaques syphilitiques siègent par ordre de fréquence sur les amygdales, sur les lèvres et les commissures des lèvres, à la région génito-anale, sur la partie postérieure du cou, la paume des mains, la plante des pieds, le front, le tronc et les membres.

Leur aspect diffère suivant qu'elles sont situées sur les muqueuses ou sur la peau.

Sur les muqueuses la surface de l'élevure est plus ou moins humide, blanchâtre, quelquefois recouverte d'une sorte de pellicule blanche opaline.

Sur la peau l'élevure offre une teinte rosée et est recouverte à son centre d'une croûte jaune transparente, quelquefois déprimée en godet et entourée d'un bourrelet circonférentiel dans lequel elle paraît enchâssée.

Les plaques syphilitiques résistent pendant plusieurs mois et se succèdent parfois avec une persistance désolante. Elles se terminent par résolution et ne laissent à leur place aucune cicatrice. Elles sont sujettes à récidiver.

Plus fréquentes chez les femmes et les enfants que chez les hommes, elles s'observent surtout chez les personnes délicates ou lymphatiques et sont entretenues par le défaut de propreté ou d'hygiène.

La plaque syphilitique joue un rôle très important dans le diagnostic de la syphilis. Elle est si fréquente, si tenace, si caractéristique, et elle a une telle prédilection pour la muqueuse buccale et l'isthme du gosier, qu'il est facile de la découvrir et d'affirmer la nature de la maladie.

Pour terminer ce qui a trait aux éruptions

syphilitiques, je signalerai l'*absence du prurit* comme étant un de leurs caractères les plus remarquables.

Lymphangite syphilitique.

L'engorgement des vaisseaux lymphatiques et des ganglions voisins du chancre ne reste pas circonscrit : il se propage à tout le système lymphatique, comme l'a prouvé Trastour.

Lorsque les syphilides apparaissent, on constate que les ganglions s'indurent et forment de petites tumeurs qui roulent sous le doigt.

C'est surtout à la nuque qu'on les découvre facilement.

Les vaisseaux lymphatiques donnent la sensation de petits cordons durs et noueux principalement à la face interne des membres supérieurs et inférieurs.

Iritis syphilitique.

L'iritis syphilitique apparaît habituellement à la dernière période des accidents secondaires et de préférence, comme le dit Bazin, chez les malades qui ont pris du mercure en certaine quantité.

Elle s'annonce par une céphalalgie sus-orbitaire intense. L'œil est injecté, larmoyant, et les vaisseaux de la sclérotique forment autour de la cornée le *cercle périkératique* ou *sclérotidien* qui est caractéristique.

La lumière devient intolérable.

L'iris ne tarde pas à se modifier. Il perd sa mobilité; sa couleur s'altère; le cercle pupillaire se retrécit et se déforme.

Bientôt le bord de l'iris contracte dés adhérences avec la capsule cristalline.

L'humeur aqueuse se trouble, devient opaque : des flocons fibrineux flottent au milieu d'elle et interceptent les rayons lumineux.

Bien que cette affection puisse entraîner la perte de la vue, on peut dire qu'elle n'offre pas une réelle gravité si on intervient à temps, c'est-à-dire avant que la déformation de la pupille et l'altération de l'humeur aqueuse ne soient devenues irrémédiables.

L'atropine a une puissance d'action remar-

quable contre cette affection, et bien employée
elle assure toujours la guérison.

Limitée au début à un seul œil, l'iritis spécifique a une tendance marquée à envahir l'autre
œil. Cette seconde iritis ne se produit parfois
qu'assez longtemps après la guérison de la première.

C. — **Accidents tertiaires.**

C'est bien rarement avant le sixième mois et
presque toujours beaucoup plus tard que débutent les accidents tertiaires. — Dans certains
cas on les a vu apparaître en quelque sorte
d'emblée après l'induration du chancre. La
cause de cette irrégularité doit être attribuée, de
l'avis même de Melchior Robert, au traitement
mercuriel, qui « a la propriété, dit-il, d'inter-
rompre l'harmonie des manifestations syphilitiques et de provoquer l'éclosion des acci-
cidents tertiaires, lorsque impuissant à guérir
la maladie, il n'a fait qu'ajourner ou même
empêcher l'apparition des accidents secondaires ».

Dans d'autres cas on a observé des accidents tertiaires dont la cause première ne remontait pas à moins de vingt et trente ans.

Les accidents tertiaires sont aussi rares que les accidents secondaires sont communs.

Comme ils n'affectent pas une marche régulière dans leur mode d'apparition, je les décrirai suivant leur ordre de fréquence.

a. — Sarcocèle syphilitique (orchite syphilitique, testicule vénérien).

L'orchite syphilitique attaque presque toujours les deux testicules, l'un après l'autre, mais à peu d'intervalle. Au début le malade éprouve souvent des douleurs sourdes dans le testicule, qui augmente progressivement de volume. L'organe devient dur et plus tard insensible à la pression, ce qui est toujours un symptôme grave, puisqu'il indique que la substance glandulaire est atrophiée. Les facultés génératrices s'éteignent. Lorsque les deux testicules sont atteints, les érections n'ont plus lieu, le sperme devient aqueux et cesse de contenir des spermatozoïdes. Les malades deviennent non seulement stériles, mais impuissants.

La durée de l'orchite syphilitique est indéfinie, si un traitement actif ne s'oppose à l'altération définitive du testicule.

Cette affection, qui est la conséquence d'un épanchement plastique envahissant progressivement le testicule, n'a pas de tendance à la suppuration.

Les observations d'orchite syphilitique terminée par suppuration manquent d'authenticité; on doit les considérer comme ayant trait à des gommes des testicules.

Presque toujours l'orchite syphilitique s'accompagne d'un léger épanchement dans la tunique vaginale.

b. — **Affections syphilitiques des muscles et des tendons.**

Les muscles peuvent être, comme les testicules, le siège d'une infiltration fibro-plastique qui trouble leurs fonctions. Cette affection se développe d'une manière indolente et toute chronique. Les malades ne s'en aperçoivent que lorsqu'ils constatent une certaine gêne des mouvements. Le toucher permet alors de découvrir des indurations circonscrites dans l'épaisseur de certains muscles. La fibre musculaire perd son élasticité et se rétracte comme le tissu inodulaire. La flexion s'opère insensiblement : le malade est dans l'impossibilité absolue d'étendre le membre.

Si on n'intervient pas à temps à l'aide d'un traitement énergique, l'altération des tissus devient définitive.

Ce sont les muscles fléchisseurs qui sont le plus souvent atteints.

On a du reste constaté cette dégénérescence dans presque tous les muscles, même dans le cœur, où Ricord a découvert des nœuds tuberculiformes durs et comme squirrheux.

Les tendons ne sont pas exempts de la dégénérescence plastique tertiaire.

Ils présentent parfois des infiltrations et des nodosités qui gênent leurs fonctions et finissent même par les abolir complètement.

c. — Affections tertiaires du tissu cellulaire, tumeurs gommeuses.

Les tumeurs gommeuses siègent d'ordinaire dans la couche celluleuse sous-cutanée ou sous-muqueuse. Leur début est caractérisé par l'apparition d'une tumeur très dure, du volume d'un pois, mobile sous la peau. Cette tumeur s'accroît lentement, sans douleurs, et en plusieurs mois ou même plusieurs années acquiert le volume d'une noisette, d'une noix ou d'une poire. A ce moment on constate au toucher une fluctuation évidente. Sous l'influence d'un traitement convenable la tumeur peut se résorber et disparaître sans laisser de traces. Sinon, elle devient le siège d'une inflammation douloureuse et contracte des adhérences avec la peau, qui rougit, s'amincit et se perfore. Il s'échappe alors par l'ouverture une grande quantité de pus, et on constate l'existence d'une ulcération grisâtre, profonde et anfractueuse, dont les bords, déchiquetés et décollés dans une étendue variable, sont d'une couleur violacée.

Les ulcères tertiaires consécutifs à la fonte purulente des tumeurs gommeuses ont peu de tendance à la cicatrisation spontanée. Abandonnés à eux-mêmes, ils sont plutôt disposés à se propager, à s'élargir et à devenir serpigineux. C'est comme cela qu'ils causent parfois des ravages affreux en provoquant le sphacèle d'une partie considérable ou même de la totalité d'un organe.

d. — **Affections des os et du périoste.**

Les accidents tertiaires qui affectent le système osseux sont presque toujours précédés ou accompagnés de phénomènes douloureux spéciaux qui sont désignés sous le nom de *douleurs ostéocopes*.

Ces douleurs, d'une intensité variable, fixes, susceptibles d'augmenter par la pression ou l'action de la chaleur, offrent le caractère remarquable d'apparaître surtout pendant la nuit. Elles sont d'ordinaire l'avant-coureur de l'ostéite ou de la périostite. C'est dire que leur siège habituel correspond à celui de ces affections.

Elles occupent donc surtout les os superficiels.

On les observe à la face antéro-interne et moyenne du tibia, à la clavicule, à toute l'étendue du cubitus, à la partie inférieure du radius, sur les os du crâne, etc.

Au début, la douleur ostéocope consiste en une gêne, un engourdissement : puis elle augmente d'intensité et finit par devenir aiguë et déchirante. Il semble aux malades que leurs os sont serrés dans un étau ou perforés par une vrille. La douleur ostéocope cesse plus ou moins complètement le jour pour reparaître la nuit.

A la longue elle amène une perturbation dans l'état général du malade. La face pâlit, les yeux se cernent, les digestions deviennent pénibles, phénomènes qui s'expliquent aisément par la perte du sommeil.

Abandonnée à elle-même, la douleur ostéocope ne s'éteint pas spontanément. Elle ne

disparaît que lorsque la lésion osseuse qui la
provoque a été modifiée par un traitement convenable.

Périostose.

Sous l'influence du travail inflammatoire le
périoste se gonfle et forme à la surface des os
une tumeur ou plutôt une légère voussure qui
se confond insensiblement avec les parties en-
vironnantes et que l'on désigne sous le nom de
périostose.

Au niveau de la périostose la peau est généralement tendue, chaude, luisante et sensible
à la pression.

La périostose est dite :

1° *Gommeuse*, si elle donne naissance au produit de la gomme et suit l'évolution de cette
lésion ;

2° *Phlegmoneuse*, lorsqu'elle se termine par
suppuration et forme un véritable abcès;

3° *Plastique*, lorsqu'elle acquiert une consistance très dure et en quelque sorte osseuse.

Ostéite.

L'ostéite syphilitique a tous les caractères de l'ostéite vulgaire ; elle s'accompagne le plus souvent de périostite et se termine par résolution, par exostose, par nécrose, ou enfin par carie.

Exostose.

Le gonflement de l'os provoqué par l'ostéite est désigné sous le nom d'*exostose*. On distingue :

1° L'*exostose parenchymateuse*, lorsque la tumeur est constituée par le gonflement du corps même de l'os ;

2° L'*exostose épiphysaire* lorsque les dépôts plastiques se forment seulement à la surface de l'os.

3° L'*hyperostose* lorsque le corps de l'os est atteint sur une grande longueur et forme une tumeur fusiforme.

Le volume des exostoses est très variable. Égal parfois à celui de petites noisettes, il peut

dans certains cas acquérir des dimensions considérables.

Carie et nécrose.

La carie et la nécrose sont la conséquence
d'une ostéite. On les observe fréquemment sur
les os du crâne et de la face, sur le sternum et
les côtes. Ces deux lésions ressemblent en tout
point à la carie et à la nécrose vulgaires et
suivent la même marche.

C'est parce que l'ostéite syphilitique a une
prédilection marquée pour les os de la face, que
l'on observe souvent chez les malades deux
sortes de difformités caractéristiques : les uns
ont le nez complètement écrasé, conséquence
de la carie et de la nécrose de la charpente osseuse de cet organe.

Chez les autres, la voûte palatine ayant été
détruite en partie, la voix est profondément
altérée et l'alimentation devient extrêmement
difficile, parce que les liquides passent dans les
fosses nasales.

D. — **Accidents viscéraux.**

Ces accidents comprennent les lésions de tous les viscères. Je les passerai rapidement en revue.

a. — **Axe cérébro-spinal.**

On observe assez fréquemment des paralysies du sentiment et du mouvement, d'origine syphilitique. Elles sont la conséquence de la compression exercée sur le cerveau ou la moelle par les exostoses qui se forment sur la face interne des os du crâne ou de l'axe vertébral.

Dans certains cas des dépôts plastiques infiltrés dans la substance nerveuse ou des tumeurs gommeuses entraînent des troubles physiologiques analogues.

On doit dire que le diagnostic des lésions cérébrales syphilitiques est toujours fort difficile.

b. — **Appareil respiratoire.**

De tout l'appareil respiratoire, le larynx est l'organe le plus souvent atteint par la syphilis.

Au début les lésions consistent en une inflammation qui amène le boursouflement de la muqueuse et comme conséquence la gêne de la respiration et l'enrouement. Plus tard la muqueuse s'ulcère; la toux devient fréquente et provoque l'expectoration de crachats muco-purulents, souvent striés de sang.

L'expiration est pénible et sifflante et la voix éteinte. Si l'ulcération envahit toute la muqueuse, érodant ou détruisant les cordes vocales, l'aphonie est complète.

Dans des cas plus graves enfin, la charpente du larynx, atteinte d'ostéite, est détruite par la nécrose. Ces dernières lésions deviennent incompatibles avec la vie.

La trachée et les bronches peuvent devenir le siège d'ulcérations analogues à celles du larynx.

Dans le tissu pulmonaire on a signalé des infiltrations plastiques et des tumeurs gommeuses provoquant des phénomènes analogues à ceux de la pneumonie et de la phtisie. Ces lésions rares sont d'un diagnostic difficile.

c. — Appareil circulatoire.

On peut dire que l'appareil circulatoire est celui qui ressent le moins les atteintes de la syphilis. Les quelques observations de lésions cardiaques considérées comme syphilitiques ne sont nullement concluantes.

d. — Appareil biliaire.

Le foie est très souvent le siège de lésions syphilitiques. Sans parler des tubercules et des gommes qui envahissent son parenchyme, Gubler a décrit une cirrhose syphilitique, Ricord une dégénérescence plastique, Virchow une périhépatite, une hépatite simple et une hépatite gommeuse interstitielle.

e. — Appareil urinaire.

Rayer admet une albuminurie syphilitique. Virchow a reconnu une néphrite interstitielle.

Les observations concernant les lésions rénales sont trop rares encore pour permettre l'affirmation. Il y a lieu de poursuivre de nouvelles recherches.

E. — **Nosographie**

Marche, durée, terminaison de la syphilis.

La syphilis, comme je l'ai dit, affecte dans sa marche les allures de la chronicité. Les accidents ne se manifestent que lentement. Ils ont le caractère de l'intermittence. Dans certains cas on observe des syphilis à évolution rapide que l'on désigne sous le nom de *galopantes*. Cette rapidité n'est que relative, car la syphilis galopante met toujours plusieurs mois pour accomplir ses diverses phases.

Il est fort difficile de préciser la durée de la syphilis, ce que l'on comprendra du reste, puisque beaucoup d'observateurs se demandent encore aujourd'hui si la syphilis se guérit jamais. Cependant il est permis de ne pas tenir compte de ce doute en présence des observations authentiques de récidives.

Les faits prouvent en effet que, tant que l'individu est atteint de syphilis, ce que l'on constate par l'apparition successive d'accidents, il demeure réfractaire à une nouvelle contagion. L'inoculation du chancre infectant ne donne aucun résultat. Le phénomène analogue existe pour le vaccin et la variole.

On est donc en droit de conclure que le principe virulent syphilitique est éteint, c'est-à-dire que la guérison est confirmée, lorsqu'un syphilitique redevient apte à contracter une nouvelle contagion.

Or la clinique démontre que des individus atteints de syphilis ont pu contracter un nouveau chancre induré après un intervalle assez long pendant lequel il ne s'était pas produit de manifestations. Et consécutivement à ce chancre, les phases régulières de la syphilis se sont succédé comme la première fois.

On peut donc affirmer que la guérison de la syphilis est possible.

J'irai même plus loin, en déclarant que cette guérison est la règle, d'après les observations des nombreux syphilitiques que j'ai traités par la méthode reconstituante anglaise. Les résultats que j'ai obtenus m'ont permis d'établir la statistique suivante :

La syphilis traitée dès le début par la méthode reconstituante est guérie en moyenne après six mois de traitement.

Son évolution, qui reste limitée aux accidents secondaires, est achevée en trois ou quatre mois. A partir du sixième mois on ne constate plus d'accidents syphilitiques, et le malade redevient apte à contracter un chancre induré.

La syphilis qui a été soumise à un traitement mercuriel peut aussi se guérir, mais exige un traitement beaucoup plus long. Ce n'est qu'en moyenne après dix-huit mois ou deux ans de traitement que l'on peut espérer ne plus voir d'accidents se reproduire.

Dans ce cas, toutefois, il y a toujours le grand aléa des accidents tertiaires et viscéraux qui sont la conséquence du trouble apporté dans l'évolution régulière de la maladie par l'action altérante du mercure. Comme on voit ces accidents ne se manifester parfois qu'après de longues années, dix, vingt, trente ans même, il n'est pas permis dans la majorité des cas d'affirmer la guérison. Il n'existe que des probabilités qui varient suivant la marche des accidents, la constitution du sujet et les résultats du traitement. Dans tous les cas la confirmation de la guérison de syphilis ayant déjà été traitées par le mercure m'a été fournie par des exemples précis de récidive.

La syphilis se termine de trois façons :

1° Par la guérison;

2° Par l'état latent;

3° Par la mort.

Je viens de dire que je considérais la guérison de la syphilis comme étant la règle. Je parle, bien entendu, de la syphilis normale soumise au traitement reconstituant.

Dans certains cas en effet (ces cas heureusement sont forts rares), la syphilis revêt une forme irrégulière, maligne, qui échappe à toute influence thérapeutique.

C'est dans ces circonstances graves que, quoique antimercurialiste, je n'hésite pas à administrer le mercure à hautes doses, afin d'enrayer momentanément des accidents mortels; me réservant plus tard de remédier aux conséquences de la médication altérante.

Je dois déclarer du reste que l'emploi du mercure contre la syphilis maligne est le plus souvent suivi d'insuccès.

La syphilis se termine par l'état latent, presque toujours, à la suite du traitement mercuriel. C'est ainsi que les syphilitiques soumis à la médication par le mercure sont condamnés à reprendre l'usage du médicament à intervalles réguliers pendant un temps indéterminé.

Chaque fois qu'un accident se produit, les pilules de proto-iodure le font disparaître; mais quelques mois après un nouvel accident, se reproduisant exige encore le recours aux pilules, et ainsi de suite indéfiniment.

C'est en raison de cette action du mercure sur les manifestations syphilitiques que Ricord avait formulé cet adage :

« On blanchit la vérole, on ne la guérit pas.»

Enfin la syphilis se termine par la mort beaucoup plus souvent qu'on ne le croyait il y a quelques années.

Les malades succombent par le fait des lésions viscérales, surtout celles du cerveau, ou à la suite d'une syncope, ou par les progrès de la cachexie.

Des formes de la syphilis.

La syphilis présente, suivant les cas, de très grandes modifications qui dépendent soit de la maladie elle-même, soit de l'âge, soit du sexe, soit de la constitution du malade, soit des conditions hygiéniques dans lesquelles il vit.

On peut distinguer trois formes de syphilis : la forme bénigne, la forme commune, la forme maligne.

Forme bénigne. — Elle est caractérisée par la bénignité des accidents, la rapidité de leur disparition et la fréquence de la guérison spontanée.

Forme commune. — Les accidents sont plus graves, plus tenaces et nécessitent un traitement, attendu que la guérison naturelle est moins fréquente que dans le cas précédent. Si l'on ne vient pas en aide aux efforts de la nature, le malade est exposé à ne se guérir qu'après un temps fort long pendant lequel on doit redouter de graves complications.

Forme maligne. — Cette forme comprend des accidents redoutables dès le début : Chancre phagédénique, syphilides ulcéreuses, etc. — Il est souvent difficile de découvrir la cause en vertu de laquelle la syphilis revêt cette forme heureusement exceptionnelle.

C'est surtout dans ce cas qu'une intervention thérapeutique énergique est indispensable.

Syphilis héréditaire.

On appelle *syphilis héréditaire* ou *congénitale* la syphilis transmise à l'enfant pendant la grossesse.

Cette syphilis peut être précoce, c'est-à-dire se manifester dès la naissance ou peu de temps après, ou être tardive, c'est-à-dire rester à l'état latent pendant plusieurs années et engendrer des accidents graves vers l'âge de la puberté.

Syphilis héréditaire précoce. — Habituellement, l'enfant syphilitique au moment de la naissance est émacié; sa peau est terne, bistre, parsemée de rides, couverte çà et là de plaques rouges, le cri est rauque, la nutrition languissante. Cet état dure quinze jours ou trois semaines, puis la syphilis éclate. — Les symptômes les plus fréquents sont :

1° Le *coryza*. Il s'écoule des narines de l'enfant un mucus épais, verdâtre, souvent strié de sang, qui, en obstruant les fosses nasales, rend la respiration pénible et l'allaitement difficile.

2° Les *plaques muqueuses*, qui se développent principalement à la région ano-génitale, à l'ombilic, aux plis du cou, au visage, aux aisselles.

3° La *syphilide pustuleuse* occupe les fesses, les cuisses, les jambes et a une grande tendance à s'ulcérer.

4° *Le pemphigus neo-natorum*, constitué par des bulles volumineuses remplies d'une humeur roussâtre et purulente et siégeant surtout à la paume des mains et à la plante des pieds.

Syphilis héréditaire tardive. — C'est vers

l'époque de la puberté que la syphilis héréditaire tardive se manifeste. Jusque-là l'enfant présenterait, suivant certains auteurs, des indices de l'infection héréditaire, tels que : une physionomie pâle, terreuse, un nez aplati, une dentition lente et irrégulière (dents en scie de Hutchinson), enfin la plupart des signes de la scrofule.

C'est ainsi que Ricord a admis que la scrofule peut dériver de la syphilis des parents et a désigné sous le nom de *scrofulate de vérole* les lésions engendrées par cet état mixte.

Quoi qu'il en soit, les accidents revêtiraient des formes graves, d'emblée, telles que des périostoses et des exostoses, des syphilides ulcéreuses, gommeuses, etc. On doit, au sujet de la syphilis héréditaire tardive, faire des réserves, car la question est loin d'être élucidée.

Il en est de même pour ce qui a trait au rôle des parents dans la transmission de la maladie au fœtus. Sans vouloir discuter les opinions si opposées émises à ce sujet, je me contenterai de résumer la question en disant que l'enfant est presque toujours syphilisé par le fait de sa mère : que dans certains cas cependant, suivant les observations de Vidal, la syphilis de l'enfant n'aurait pas d'autre cause que la syphilis du père. On ne peut expliquer autrement qu'une femme ayant eu d'un premier mari plusieurs enfants parfaitement sains, et épousant en secondes noces un homme atteint de syphilis, mette au monde des enfants qui sont tous syphilitiques, sans que du reste elle-même présente le plus léger symptôme d'infection.

Quant à l'infection de l'enfant par le lait de la nourrice, elle est contestée avec raison par les praticiens les plus sérieux et du plus grand mérite, tels que : Ricord, Nonat, Guillot Cullerier, etc.

TROISIÈME PARTIE

TRAITEMENT

CHAPITRE PREMIER

HISTOIRE DU TRAITEMENT DE LA SYPHILIS

Dans l'antiquité, la syphilis ayant été méconnue, les auteurs n'indiquent pas, comme on le comprendra facilement, de médication uniforme et spéciale destinée à combattre cette maladie. Les manifestations syphilitiques, dont la nature échappait aux médecins, étaient confondues avec des maladies très différentes et surtout avec les affections cutanées : elles étaient désignées sous les noms vagues de dartres, lèpres, ulcères, etc. La thérapeutique consistait alors en remèdes empiriques dont l'énumération serait sans intérêt

Plus tard Galien, le médecin humoriste, grâce à sa théorie de la coction des humeurs et de la *nécessité de les pousser à la peau*, permit d'établir une médication qui, à défaut d'autre. mérite, avait du moins celui d'être raisonnée.

L'hygiène et la thérapeutique devinrent distinctes. L'hygiène était ce qu'elle est encore de nos jours, la thérapeutique seule différait sensiblement. Elle comprenait les purgations, les saignées et une foule de médicaments complexes tels que les doctrines polypharmaques de l'époque les prescrivaient, c'est-à-dire composés d'un nombre infini de drogues disparates et empiriques, parmi lesquelles on remarquait la peau de serpent, la poudre de crapaud, de cloporte, etc. Ajoutons encore l'usage des étuves, des fumigations, des lotions soufrées et des onguents à base de plomb.

En un mot, tous les moyens thérapeutiques en vogue aux époques de Celse, de Galien et des Arabes, furent appliqués au traitement des malades atteints d'ulcères des parties génitales, de céphalées, d'angines, de dartres, etc.

Au moyen âge les traditions galéniques se

sont conservées ; mais comme Hippocrate est retrouvé et qu'on oppose les préceptes du médecin de Cos à ceux du médecin de Pergame, un nouvel élément de thérapeutique est introduit dans le traitement des maladies : c'est la diète. Hippocrate déclare en effet, dans le 9ᵉ aphorisme de la IIᵉ section, que *plus on nourrit les corps pleins d'impuretés, plus ils sont incommodés.*

Suivant les indications traditionnelles d'Hippocrate et de Galien, la médication la plus usuelle comprenait donc :

La diète et les boissons délayantes, sudorifiques et diurétiques, telles que la bourrache, l'asperge, le buglosse, la fumeterre, etc. ;

Les purgatifs ;

Les bains ;

Les saignées ;

Contre les pustules et toutes les affections cutanées : les onctions avec les baumes, la suie, le soufre, etc. ;

Contre les douleurs : les huiles de camomille, de laurier, les savons, les pommades les plus bizarres, voire même la *graisse humaine ;*

Enfin, dans les cas graves : l'étuve, l'usage

intus et extra des préparations de vipère, et le cautère, auquel on ne recourait qu'en désespoir de cause.

Si l'on ajoute à ces moyens thérapeutiques dont la majeure partie fait la base de la thérapeutique moderne, si l'on ajoute, dis-je, les conseils *diététiques*, qui jouaient un grand rôle dans les prescriptions médicales de cette époque, on comprendra les cures nombreuses signalées par les ouvrages du temps.

Comme Desprès le fait remarquer avec raison, on a de tout temps affirmé avoir guéri les maladies les plus graves, même celles réputées incurables, par la thérapeutique en vogue. Or la syphilis pouvait être grave, mais n'était pas incurable : elle ne devait donc pas faire exception. Et ce résultat, qui n'a jamais varié quelle que fût l'époque, quelle que fût la doctrine *à la mode*, est bien la meilleure preuve de la tendance naturelle des maladies vers la guérison. C'est à cette tendance si connue qu'Ambroise Paré faisait allusion lorsqu'il disait, en parlant d'un malade qu'il avait opéré : « Je le pansay, Dieu le guarit. »

La diététique et les efforts de la nature jouent en effet un rôle bien important dans la marche et l'issue des maladies. Ce rôle est si connu de certains vieux praticiens, qu'ils finissent par assister en simples spectateurs à l'évolution des maladies. Désillusionnés sur l'utilité de leur intervention, ils se contentent dans beaucoup de circonstances de prescrire quelques remèdes anodins destinés à réconforter le moral, et se préoccupent avant tout de mettre en pratique cet adage si judicieux : *Primo non nocere...* Et s'ils agissent ainsi, c'est la conséquence non pas de leur ignorance, comme on pourrait le supposer, mais bien plutôt de leur profonde expérience. Un de nos plus éminents professeurs de l'école de Paris, le regretté Lorrain, n'avait-il pas l'habitude de traiter toutes les maladies suivant un seul procédé? Il ordonnait une tisane qui ne variait presque jamais. Et les résultats obtenus par cette médication simple étaient, je ne dirai pas préférables, mais bien identiques à ceux obtenus par les traitements polypharmaques employés par ses collègues dans les services voisins.

C'est surtout dans la thérapeutique de la sy-
phylis que nous constaterons la valeur considérable de l'hygiène et les réels services qu'elle
rendrait seule, si ses bons effets n'étaient trop
souvent neutralisés par des médications trop
énergiques ou intempestives.

Parmi ces médications, il en est une qui jouit
d'une réputation universelle dont il est intéres-
sant de rechercher l'origine. Je veux parler de
la médication par le *mercure*.

J'étudierai plus loin les mérites et les inconvénients de cet agent thérapeutique.

Quand on songe au rôle capital que le mercure joue maintenant dans la thérapeutique
de la syphilis et au titre pompeux, mais nullement justifié du reste, de *spécifique* qui lui a été
décerné, on pourrait supposer que le nom de
quelque grand savant se rattache à la découverte
de ses merveilleuses propriétés thérapeutiques
et à son application au traitement de la syphilis.

Il n'en est rien. C'est le hasard et la routine
qui ont fait son succès et cette vogue qui se
perpétue encore de nos jours. C'est l'expérimentation et la science qui le replaceront

au rang inférieur qu'il n'eût jamais dû quitter.

Ce fut lors de la grande épidémie qui sévit en Italie à la fin du XVᵉ siècle, que la médication mercurielle fut pour la première fois appliquée à la syphilis.

Ce ne furent pas les médecins qui la préconisèrent au début, car, le mercure n'étant ni dans Hippocrate ni dans Galien, il était tout naturel qu'il ne figurât pas dans la thérapeutique de l'école. Au contraire, nous verrons que la Faculté commença par en condamner l'usage.

D'après les témoignages d'Astruc, de Béranger de Carpi, de Jean de Vigo, de Fallope, de Fracastor, et malgré la contradiction de certains d'entre eux qui ne seraient pas fâchés de s'attribuer le mérite d'avoir découvert le premier un remède qui eut un si grand succès, il paraît indiscutable que, comme le dit Fallope, « les médecins du temps désespérèrent de guérir certainement et se rendirent très méprisables à tout le monde », si bien que les pauvres syphilitiques perdirent toute confiance dans les lumières de la Faculté et, suivant l'usage, s'adressèrent à de *misérables empiriques* qui prétendaient posséder un remède du mal français.

Ce remède n'était autre qu'un onguent mercuriel qui avait été rapporté d'Orient par les Arabes et qui se trouvait entre les mains des vendeurs d'orviétan de la façon suivante :

Lorsque Théodoric de Parme (xiiie siècle) publia les remèdes de la médecine arabe, son ouvrage fut mal accueilli par les médecins des Académies qui ne le tenaient point pour une autorité. Seuls, les pauvres barbiers, en lisant les guérisons infaillibles et merveilleuses dues à des remèdes nouveaux, songèrent à faire usage de ces remèdes. C'est ainsi que le peuple malheureux, très sujet à la gale, eut recours aux onguents mercuriels de Mesué et de Rhasès.

Et lorsque cette terrible épidémie eut démontré l'impuissance de la docte Faculté, des charlatans eurent l'idée de se servir du même remède contre les boutons du mal français.

Aussi tous les membres de la Faculté ne tardèrent-ils pas à s'élever contre les charlatans, *barbiers, cordonniers, savetiers, coureurs* qui prétendent *sans leur autorisation* guérir la vé-

role par les seuls topiques (c'est-à-dire l'onguent mercuriel). Déjà ils criaient sus aux
rebouteurs et leur reprochaient comme un
fait grave de ne pas *évacuer l'humeur vé-
rolique*.

Voilà donc l'origine du mercure dans la syphilis. Donné d'abord comme simple topique
par les charlatans, il fut bientôt accepté par les
médecins, qui le conseillèrent parce qu'ils n'a-
vaient rien de mieux à offrir aux malades.

Bientôt même ils reconnurent à ce médicament qu'ils avaient d'abord condamné tant de
vertus, qu'ils l'administrèrent à l'intérieur, à
l'extérieur, sous toutes les formes, au détriment
de la santé des malades.

Aussi ne tarde-t-on pas à constater la salivation mercurielle, comme l'indique le passage
suivant de la *Grande chirurgie* de Guy de Chau-
liac : « Il fait (l'onguent sarrasin) sortir les
superfluités et les mauvaises humeurs par la
bouche en causant une salivation, et par les
aisselles en faisant suer, si on frotte les extré-
mités depuis la chenouil d'un costé et depuis
le coude de l'autre, tenant le malade exposé au

soleil ou devant le feu, prenant garde qu'il ne prenne froid. »

Puis bientôt les accidents plus graves provoqués par l'abus sont signalés par Torella et Ulrich de Hutten (1519), qui traitent de vagabonds et d'imposteurs les barbiers donneurs de mercure. Ulrich de Hutten en particulier leur pardonne d'autant moins, qu'étant atteint de syphilis il ne consulta pas son médecin, mais s'adressa à quelqu'un de ces barbiers donneurs de mercure.

Celui-ci lui administra tant de frictions avec les onguents mercuriels, qu'il s'ensuivit la chute des dents, la gangrène de la bouche, des vertiges et un tremblement fort grave. Du reste ce traitement si énergique ne parvint pas à guérir la syphilis.

Malgré l'enthousiasme avec lequel les médecins tels que Ferry (1554), Fallope (1560), A. Paré (1575) préconisèrent ce nouveau traitement, et malgré la faveur avec laquelle le public l'accueillit, il ne tarda pas à perdre son crédit. Ce fut lorsque l'on reconnut qu'il provoquait de fréquents accidents et de rares guérisons.

C'est ainsi qu'au xvi⁰ siècle la désunion ne
tarda pas à se produire au sein de la Faculté
au sujet du meilleur traitement de la syphilis,
et que les médecins se divisèrent en trois grands
partis : ceux qui donnaient le gaïac, ceux qui
traitaient par la méthode galénique, enfin ceux
qui ajoutaient à ces diverses médications un
remède mercuriel administré suivant des précautions et des formalités variées.

Le premier remède mercuriel fut l'*onguent
sarrazin*, l'onguent des charlatans, qui fut
bientôt modifié *secundum artem*, c'est-à-dire
uni à des médicaments dont les propriétés devaient augmenter celles du spécifique, tels que
l'huile de rue, de vers de terre, de pétrole,
etc., la staphysaigre, l'euphorbe, le soufre vif
et surtout la thériaque, cette merveille de la
pharmacopée antique, etc., etc.

Puis apparurent successivement le *cérat
mercuriel* d'Angelo Bolognoni (1506), l'emplâtre de J. de Vigo (1514), les fumigations
avec les parfums mercuriels.

Nicolas Massa formula le premier les fumigations avec le cinabre.

On plaçait le malade sous une petite tente appelée *archet* et on brûlait près de lui sur un réchaud des trochisques du parfum. Ces fumigations provoquèrent la salivation comme les frictions.

Et comme toujours chacune de ces médications comptait des partisans convaincus et des détracteurs non moins convaincus.

Après ces préparations on fit usage du sublimé corrosif en lavages.

De ces lavages attribués à Augier Ferrier devaient sortir les bains mercuriels actuellement employés.

Pendant longtemps on hésita à administrer le mercure à l'intérieur. Matthiole (1535) fut le premier qui eut cette audace. Puis, Paracelse (1537) ayant vanté l'efficacité de cette méthode, l'usage s'en répandit sous la forme de *pilules mercurielles de Barberousse*. C'était du mercure cru.

La solution de sublimé corrosif, inventée bien avant Van Swieten, fut prise à l'intérieur.

Enfin il n'y avait, à ce moment, presque

plus d'affection qui ne fût justiciable du mercure.

Dans la blennorrhagie on le donnait en injection. On l'employait même comme préservatif, le mêlant aux parfums que l'on éten-
dait *sur les parties après l'action, afin de
prévenir la vérole*. (Astruc.)

Il semble qu'à cette époque déjà, les résultats fournis par la médication n'étaient pas
aussi satisfaisants qu'on eût pu l'espérer. La
tendance de tous les médecins, même des plus
fervents apologistes de la méthode, à modifier
les formules usitées sous prétexte de les per-
fectionner, indique clairement que le spécifique trompait souvent les espérances.

Aussi, sans parler des hippocratistes, qui
s'en tenaient à la thérapeutique rationnelle par
principes et aussi peut-être parce que les pré-
tendues cures merveilleuses ne les avaient pas
convaincus, une foule de médecins consacrè-
rent leur temps et leurs études à la recherche
d'un autre spécifique plus digne de confiance.

C'est ainsi qu'Ulrich de Hutten (1519), qui
ne pouvait personnellement se flatter des ef-

fets salutaires du mercure, vanta le bois de gaïac. Après lui F. Delgado (1526), Musa Brassavole le préconisèrent à leur tour à l'exclusion du mercure. Bientôt on employa des bois analogues au gaïac : tels étaient l'ébène, le bois de coudrier, le cytise, le genièvre, etc.

On administrait le gaïac sous forme de décoction. On faisait suer le malade en l'obligeant à boire d'énormes quantités de cette tisane et en le maintenant enveloppé dans de chaudes couvertures ou enfermé dans une étuve.

Parmi les personnages historiques qui se trouvèrent bien du gaïac, Erasme est un de ceux qui en éprouvèrent les meilleurs effets après un usage infructueux des frictions mercurielles.

En 1537 un nouveau spécifique, la squine, fut rapportée de Chine par les Portugais. Peu après ce fut la salsepareille, puis le sassafras. Alors on fit un mélange extraordinaire de tous ces spécifiques, qui tour à tour furent préconisés par les hommes les plus célèbres. Fernel, ennemi du mercure, avait composé un opiat végétal dans lequel se trouvaient des sudorifiques de toute sorte : la gentiane avec la saponaire, la bardane avec le pissenlit, le millet avec le roseau.

Ainsi, comme le dit Desprès, « depuis Torella jusqu'à Fernel, nous voyons les médecins tourner dans un immense cercle vicieux, passant d'une préparation à une autre pour revenir à la première et abandonnant de temps en temps le mercure pour revenir aux sudorifiques et aux tisanes composées ».

Les observateurs sérieux, tels que Fernel (1556), le médecin français qui a traité de la vérole avec le plus de talent pour son époque, Botal, Fallope, qui ont expérimenté sans parti pris la médication, finirent tous soit par en condamner absolument l'usage, soit par en restreindre l'emploi à des cas exceptionnels.

Fallope, en particulier, attribuait à l'usage du mercure la destruction des os du nez et du palais.

On comprend que des condamnations prononcées par de semblables autorités scientifiques aient eu pour effet l'abandon de la médication incriminée. Mais cet abandon ne pouvait être que momentané.

Les médecins, dans l'obligation de tenter des cures qui ne se produisaient pas, passaient en revue tous les remèdes même les plus empiriques, puis finissaient par en revenir au mercure, car celui-ci avait au moins le mérite sinon de guérir, du moins de satisfaire la théorie humorale du savant : cette salivation ne devait - elle pas provoquer l'évacuation du veninsyphilitique par la salivecomme le gaïac et la salsepareille devaient chasser par les sueurs le virus vénérien?

Lorsque l'alchimiste Van Helmont eut entrevu la digestion stomacale, les doctrines humorales se modifièrent. On attribua au mercure une vertu chimique cabalistique ou mystérieuse, et pendant tout le XVIIe siècle les panacées mercurielles abondèrent sous toutes les formes.

Ce fut le mercure mélangé à l'argent, à l'or, au gaïac, au jalap, etc., et apparaissant sous les dénominations de panacée de M. de Lavigne, de remède de Gervais Uçay de Toulouse, d'œthiops minéral, antiphysique, anti-rhumātic, purgatil, diurétique, absorbant etc.; de panacée du sieur de la Brune, de gouttes du général de la Motte, etc., etc.

Il y eut ainsi une série infinie de remèdes, dits secrets pour cacher leur origine mercurielle, qui, chose bizarre, comme ceux d'aujourd'hui, semblaient perdre le don de guérir et inspiraient des craintes d'ailleurs fondées dès que leur composition était connue du public.

Avec le xviiie siècle la médecine entre dans une phase nouvelle.

La circulation du sang, découverte par Harvey (1619), a révolutionné la théorie sur les maladies et les médicaments.

Les solidistes attribuent au mercure la propriété de passer dans le sang et de chasser par son propre poids les humeurs mauvaises. Telle est la théorie de Boerhaave (1720). Plus que jamais on administre le mercure en frictions ou à l'intérieur sous forme de calomel.

La salivation mercurielle étant considérée par l'école comme nécessaire à la guérison, on devait faire rendre au malade trois ou quatre livres de salive pour que le traitement ait un bon effet.

A cette époque cependant une réaction énergique se produit en Angleterre et en Allemagne.

Dès 1684 Dav. Abercromby déclarait que la salivation mercurielle, loin d'être utile aux malades, n'offrait que de graves inconvénients.

Sintelaer (1709) soutient la même opinion.

En Allemagne Ludolff (1747) commence à attribuer au mercure les plus redoutables accidents de la syphilis. Il prouve l'erreur de Fracastor, qui avait considéré la chute des dents comme un symptôme de la syphilis, alors que ce n'est que la conséquence de l'action du mercure, dont la présence dans les tissus est démontrée d'une façon évidente, suivant le témoignage de Boerhaave et d'Astruc.

Ces attaques trop justifiées contre les vertus du mercure en restreignent momentanément l'abus. Si Plenck (1766) (mercure gommeux), Van Swieten (1770) (liqueur de sublimé), Lalouette (1776) (fumigations mercurielles), continuent à le prescrire, ce n'est qu'avec circonspection et en cherchant surtout à éviter la salivation.

C'est Hunter, dont l'ouvrage représente la thérapeutique de la syphilis au xviiie siècle, qui prépare le règne des antimercurialistes.

Il va établir la distinction de la blennorrhagie et de la syphilis et limiter les indications de la médication spécifique.

Suivant lui, c'est principalement contre la syphilis constitutionnelle que le mercure doit être prescrit. On doit toutefois cesser le traitement lorsque les accidents cessent; car ce grand chirurgien n'admet plus le mélange du mercure dans le sang avec le virus et la destruction de ce dernier ou son expulsion au dehors par le moyen de la salivation ou des autres sécrétions. Si le mercure avait la propriété de neutraliser le poison syphilitique, la cure devrait être parfaite lorsque apparaît la salivation, qui semble indiquer une saturation de l'économie par le médicament.

Mais les faits prouvant le contraire, Hunter en conclut que le mercure est un contre-irritant opposé à l'irritation vénérienne et qu'il agit *en vertu de ses forces de stimulation propre!*

C'est la théorie nervoso-dynamique de Cullen qui est le guide de Hunter.

Quant à la blennorrhagie, qui jusqu'à ce jour a été considérée comme une manifestation de la syphilis et traitée en conséquence par les injections de mercure, elle va être distraite de la syphilis.

Aussi, lorsque l'auteur anglais aura constaté l'inutilité du mercure contre la blennorrhagie, il viendra naturellement à l'esprit des observateurs sensés que, si on a donné à tort et pendant si longtemps le mercure dans la blennorrhagie et si on lui a attribué la guérison du mal, il n'y a pas de motif pour que l'on ne se soit pas trompé de même sur l'efficacité du mercure dans la vérole!

Plus tard la distinction des chancres syphilitiques et non syphilitiques poussera davantage encore vers les conséquences de ce raisonnement.

Hunter en arrivait en somme à considérer un traitement de deux mois comme suffisant, conseillant de répéter le traitement autant de fois que se produiraient des récidives d'accidents.

Il avait constaté l'action débilitante du mercure et prescrivait d'en combattre les inconvénients en soutenant le malade avec le vin de quinquina, le sucre, le miel.

Contre la mercurialisation, c'est-à-dire l'épuisement de l'économie consécutif à un traitement prolongé, il conseillait l'usage du soufre et des bains de mer.

Les saignées, les sudations débilitantes sont abandonnées, et on voit que déjà à cette époque l'idée de *reconstituer* les malades auxquels on donne du mercure est nettement formulée dans le livre du grand chirurgien anglais.

Par suite de ces doctrines, le mercure perdant en partie son caractère de spécifique et inspirant une confiance moins absolue, on commença à chercher un nouveau spécifique, et progressivement on en arriva à contester au mercure toute action salutaire.

Puisqu'il était reconnu que cette salivation mercurielle qui avait joui d'une faveur séculaire n'était plus indispensable à la guérison de la vérole et même y était contraire, il était bien permis d'admettre que la Faculté s'était illusionnée tout autant sur les autres propriétés du mercure.

Les fréquentes rechutes, suites de la médication mercurielle, venant à l'appui de ces suppositions, une vive réaction ne tarde pas à se produire, et bientôt le mercure, qui avait joui d'une vogue si exagérée, tombe dans un discrédit non moins exagéré.

Aussi, vers 1800, Alyon et Beddoes proposent l'oxygène et l'acide nitrique comme spécifiques de la vérole... Se fondant sur l'efficacité du précipité de mercure, ils prétendent que c'est à l'oxygène, et non pas au mercure comme on l'a cru si longtemps, que l'on doit attribuer les guérisons.

En même temps l'opium était préconisé, et pendant quelques années devint le spécifique de la syphilis, surtout dans les pays du nord de l'Europe.

Une fois entrée dans cette voie, la thérapeutique subit alors une crise importante provoquée surtout par Bru et les chirurgiens anglais.

Bru, en déclarant que la maladie vénérienne n'existait point, fut avec Albernethy, Balfour, Todd et Bell, qui rejetaient le caractère syphilitique de certains chancres et de la blennorrhagie, les promoteurs de la théorie nouvelle de la guérison de la syphilis sans mercure. Cette théorie fut promptement acceptée en Allemagne.

Après Ulrich de Hutten, Fernel, Ritter, Sintlaer, Ludolff, qui ont accusé le mercure de causer les accidents graves observés dans la syphilis, Alley (1803) décrit une éruption due aux fumigations et aux frictions mercurielles.

Swediaur (1804) déclare que des frictions mercurielles répétées ont tué des malades.

En 1813 Fergusson, chirurgien de l'armée anglaise en Portugal, signale l'influence du climat sur la marche de la maladie et constate des guérisons naturelles.

Cette assertion, émise pour la première fois, surprend les esprits et fournit un nouvel argument aux adversaires du mercure.

Alors se succèdent des observations de cures spontanées. Guthrie (1817), Thompson (1817), Rose (1817), Hennen (1818), publient des guérisons de syphilis sans le secours du mercure.

Ils constatent que les symptômes secondaires sont le plus souvent bénins et que les lésions osseuses, caries, nécroses, etc., qui sont la règle chez les malades soumis au traitement mercuriel, ne se produisent pas si on s'est abstenu du spécifique.

Rose dit « que les maladies les plus sérieuses des os, aussi bien que les autres symptômes déplorables que l'on rencontre dans ces maladies, doivent être attribuées à l'usage peu judicieux ou excessif de ce remède ».

Les malades de Guthrie atteints d'ulcères traités par des remèdes anodins ont des accidents secondaires peu graves et obtiennent une guérison définitive. Suivant les théories de Guthrie, les symptômes secondaires n'apparaissent que dans certaines conditions déterminées par la constitution du sujet qui porte le chancre. Syme (d'Edimbourg) s'est depuis rat-

taché à cette idée, qui a la valeur d'un aphorisme indiscutable au moyen duquel s'expliquent les bizarreries de formes et l'irrégularité
d'évolution de la syphilis.

Comme Guthrie et Rose, Thompson dit n'a-
voir pas vu survenir d'accidents graves du côté
des os chez les malades qui n'ont pas été soumis au traitement spécifique.

Hennen va même plus loin. Il déclare que
ce que Hunter a décrit sous le nom de mal
syphilitique se guérit sans mercure par le
repos, l'abstinence et la propreté ; que les
ulcérations de la gorge, les éruptions cutanées et l'iritis guérissent par les mêmes
moyens.

Hennen est le premier qui attribue au mercure la transformation des chancres en ulcères
phagédéniques et qui prouve l'inutilité des traitements mercuriels chez les enfants.

En France, cependant, les nouvelles doctrines anglaises n'étaient point acceptées sans
discussion : Cullerier, Boyer, Dupuytren employaient les frictions et les pilules mercurielles à toutes les périodes de la syphilis.

A Montpellier, Chrestien (1811) préconisait les préparations d'or et la salsepareille.

En 1822 Lallemand employait encore cette médication, qui du reste ne tarda pas à tomber dans l'oubli.

Au milieu de cette divergence de doctrines et de pratiques, l'homéopathie subit l'influence de la crédulité générale.

A l'époque d'Hahnemann, la foi dans le mercure était toujours si puissante en Allemagne, que les novateurs ne crurent pas devoir le repousser.

Ils obéirent à la tradition.

L'homéopathie n'eut peut-être pas vécu, comme le dit Desprès, si elle n'avait point eu des remèdes ou plutôt des noms de remèdes, et si elle s'était contentée de proclamer cette vérité, que la plupart des maladies guérissent par le seul régime.

Le public, comme on le sait, n'accordera jamais sa confiance qu'à ce qui lui est inconnu et lui semble incompréhensible.

Mais continuons.

Vers 1827, Desruelles, au Val-de-Grâce, prit

la défense des antimercurialistes et formula un traitement qui comprenait :

1° Le traitement général :

Diète végétale et lactée, peu de pain, pas de vin ni de café, tisanes délayantes, exercice modéré, vêtements chauds, bains tièdes, sudorifiques, saignées ;

2° Le traitement local :

Topiques opiacés, sangsues, bains sulfureux, bains de vapeur, etc.

Peu de temps après, en 1831, Broussais écrivait : « Toutes les cures sans le mercure ne sont pas réellement radicales ; quelques-unes sont suivies de rechutes. Mais ceux soumis au traitement mercuriel exclusif pratiqué dans les autres hôpitaux, outre leur guérison moins rapide, présentent *encore plus de rechutes ;* l'avantage reste donc pour le traitement sans mercure. »

Malgré les affirmations si précises de tels maîtres, dont l'expérience et l'honorabilité n'étaient pas contestées, le mercure devait retrouver dans la thérapeutique de la syphilis la place d'honneur qu'il avait si longtemps occupée.

C'est en 1838 que Ricord, débutant avec éclat dans la carrière de syphiliographe, se posa en défenseur de la cause du mercure.

Il ne faisait que suivre *la tradition* de l'école de Saint-Louis.

De nouveau le vieux spécifique, si souvent condamné, recouvrait sa vogue d'autrefois.

Mais étudions les doctrines de ce maître. Nous y rencontrerons certaines contradictions difficiles à expliquer et nous constaterons que les conclusions ne sont point d'accord avec les prémisses.

Suivant Ricord, le mercure est doué d'une vertu *spécifique*, c'est-à-dire mystérieuse et qu'il n'explique pas. C'est le médicament le plus énergique du cadre thérapeutique de la syphilis, et le plus utile, bien que dans certains cas, dit-il, *on puisse s'en passer*.

Les formes sous lesquelles il a administré le médicament ont varié successivement, ce qui indique évidemment que, les résultats obtenus étant imparfaits, il y avait lieu de chercher mieux.

Il préfère l'administration du mercure par

les voies digestives, et conseille pour la durée du traitement de se guider sur l'amélioration du mal et de cesser l'emploi du spécifique lorsque les accidents sont enrayés.

Considérant comme dangereux d'introduire dans la constitution, comme le voulait Hunter, une quantité de mercure proportionnée à la violence de la maladie, il prescrit l'emploi du remède à doses modérées et à certains intervalles.

Lorsque Wallace eut découvert l'iodure de potassium, Ricord eut pour ce médicament un grand enthousiasme. Il le conseilla surtout contre les accidents tertiaires, *dans les cas,* dit-il, *où le mercure a épuisé son action.*

Puis il en arriva au traitement mixte, c'est-à-dire au mélange du mercure et de l'iodure potassium.

C'est au proto-iodure de mercure que Ricord donne la préférence, bien qu'employant à l'occasion la liqueur de sublimé de Van-Swieten, les bains de sublimé, les fumigations de cinabre, les frictions mercurielles.

En somme, sa thérapeutique comprend la plupart des moyens employés depuis le xv⁰ siècle.

A un moment Ricord proposa la cautérisation du chancre comme étant un moyen de prévenir la syphilis.

Ce moyen satisfit, satisfait encore les préjugés des malades, mais ne donna pas de résultats cliniques.

Enfin, Ricord ayant souvent modifié sa thérapeutique et surtout ayant écrit : « On blanchit la vérole et on ne la guérit pas », comme le prouvent du reste les malades qui, suivant sa déclaration, venaient encore le consulter vingt ans après le début des accidents, on pouvait croire que l'expérience lui avait enlevé les illusions qu'il avait pu se faire au début de sa carrière sur la spécificité du mercure, et qu'il ne donnerait plus à ce médicament qu'une place secondaire dans la thérapeutique de la syphilis.

Mais seize ans après cette déclaration si franche, le maître, revenant sur ses paroles, déclarait que le mercure était le véritable spécifique de la vérole et qu'il la guérissait !

Voilà certes une contradiction qui peut

jeter un doute dans bien des esprits, surtout lorsque l'on voit que les malades guéris par ledit spécifique continuent, comme par le passé, à retourner demander des conseils... à défaut de guérison.

Sous l'impulsion du chef de l'école du Midi, les préparations mercurielles reparurent sous des formes infinies : ce furent les pilules de Belloste, de Sédillot, de Dupuytren, de Chomel ; la liqueur de Van Swieten, le sirop de Cuisinier, le sirop de Larrey ; le remède de Keyser, la tisane de Zittmann, etc., et tant d'autres dont l'énumération serait trop longue.

Il sembla à un moment que de tous ces composés mercuriels un seul allait survivre, le sublimé. Ce fut lorsque Orfila, à l'occasion de recherches toxicologiques, démontra que le sublimé formait avec l'albumine un composé soluble dans les chlorures alcalins, et que toute autre préparation mercurielle insoluble subissait dans l'estomac une décomposition qui transformait une partie du mercure en bichlorure et laissait ou ramenait l'autre partie à l'état libre de mercure en nature.

Pour être logique on eut dû renoncer à toute préparation mercurielle autre que le sublimé, ou du moins un composé soluble dont on pouvait, pour ainsi dire, mesurer exactement la dose et les effets. Mais l'usage était établi, et le règne des remèdes les plus insolubles continua comme par le passé.

Du reste, les travaux de Mialhe vinrent jusqu'à un certain point justifier la méthode en démontrant que, quelles que soient les préparations mercurielles ingérées, ces préparations, solubles ou insolubles, *produisent toutes une quantité constante de sublimé corrosif en qui réside leur propriété médicale.*

Les conclusions de ces travaux ont au point de vue physiologique une grande importance. En voici le résumé :

« L'action physiologique et thérapeutique du mercure est due à la propriété que possède le deutochlorure de mercure de se combiner avec la partie albumineuse du sang et les chlorures alcalins qui l'accompagnent, et c'est en s'unissant à la partie de ce fluide animal que l'on peut, à bon droit, désigner sous le nom dechair coulante, qu'il apporte dans l'organisme ou un trouble modificateur bienfaisant ou une perturbation violente et même mortelle. »

Voilà certainement, comme nous le verrons, la meilleure théorie physiologique de l'action du mercure dans l'économie : elle nous fournit l'explication des phénomènes si variés que provoque l'administration de ce remède.

Avant Mialhe, Bretonneau avait constaté que le mercure diminuait la plasticité du sang.

Depuis les recherches se poursuivirent. Les maladies des étameurs de glaces furent étudiées, et l'on apprit que le mercure, outre la salivation, causait la sueur, la diarrhée, l'anémie, des troubles nerveux fort graves, tels que le tremblement, les vertiges, les convulsions et même l'idiotie.

On admit donc une cachexie mercurielle. Trousseau et Pidoux prouvèrent que la salivation est suivie de carie ou de nécrose des maxillaires, que le sang tiré des veines est diffluent, moins riche en fibrine, qu'il y a une tendance aux hémorragies et à des diarrhées colliquatives chez les individus soumis à un traitement mercuriel trop prolongé.

Ils admirent enfin que le mercure pouvait rendre plus aigus certains symptômes syphilitiques. .

En Angleterre, les travaux de Ayre (1845) arrivaient aux mêmes conclusions : c'est-à-dire que les globules sanguins étaient détruits en grand nombre par le fait de la médication mercurielle.

On en arriva ainsi à expliquer l'action favorable de l'iodure de potassium dans les accidents tardifs de la syphilis par la propriété qu'il avait d'expulser le mercure ingéré pendant les accidents primitifs.

Pendant que la thérapeutique française continuait à faire un abus si regrettable du mercure, en Allemagne, Fricke (de Hambourg) traitait la vérole sans mercure.

Les doctrines de ce savant praticien avaient d'autant plus de valeur qu'elles étaient le résultat d'une longue et consciencieuse expérimentation.

Il avait en effet traité longtemps la syphilis

par le mercure, et ce n'est qu'après avoir constaté l'insuccès de la médication et avoir reconnu que son intervention était plus nuisible qu'utile aux malades, qu'il en arriva à y renoncer d'une façon définitive (1827).

Avec Fricke, Brünninghausen (de Wurtzbourg), Von Walther (de Bonn), Oppenheim cherchèrent à vulgariser la nouvelle méthode de traitement, dont l'hygiène faisait la base.

Et ces savants observateurs déclaraient que si la syphilis était capable de déterminer des lésions osseuses, on n'observait du moins que très rarement la carie et la nécrose chez les individus qui n'avaient pas pris de mercure.

C'est ainsi que s'éleva en Allemagne toute une école antimercurialiste dont les traditions se perpétuent, car aujourd'hui même tous les syphiliographes allemands, ou du moins presque tous, sont antimercurialistes.

Baerensprung, Bœck, Hermann, Lorinser, Billroth sont les représentants de ces doctrines, qui chaque jour font de nouveaux adeptes.

A Vienne, en 1855, Hermann soutint que les

accidents tardifs de la syphilis étaient une hy-
drargyrose chronique.

Sans être aussi affirmatif, de Bærensprung
déclara que « le mercure ne guérit pas la
syphilis, mais que le mercurialisme fait disparaître momentanément les symptômes de la
maladie. Tant que dure l'effet du mercure, la
syphilis reste à l'état latent, et lorsqu'elle vient
à apparaître de nouveau, elle est d'autant plus
terrible que l'intoxication a plus affaibli la constitution. »

En 1829 Cruveilhier à Paris, et Otto en 1830
en Allemagne signalent la présence du mercure en nature dans les tissus.

Fait plus grave encore : on avait trouvé des
noyaux d'induration au milieu desquels il y
avait un petit globule de mercure.

Si l'on ajoute à ces faits les observations de
Junken et de Venot (1846) qui constatent que
les ouvriers des mines de mercure sont sujets
à une fragilité et à une altération spéciale du
système osseux, et celles de J. Keller (1860), qui
reconnut chez les individus qui travaillent au
mercure des ulcérations de la gorge analogues

à celles qu'on observe dans la syphilis, on comprendra la valeur des arguments qui condamnent la méthode mercurialiste.

Malgré cela, nous voyons des médecins imbus
des vieilles idées, tels que Sigmund (de Vienne)
1856, Virchow 1858, remettre en vogue les
frictions mercurielles.

La thérapeutique reculait, grâce à eux, au
lieu de progresser, car cette méthode n'était
autre que celle du xvie siècle.

Voici en quoi consistait cette médication :

Les malades étaient préparés par des bains
et des frictions sèches sur les points où l'on
devait faire l'onction, puis on employait environ
un gramme d'onguent mercuriel par jour : la
friction durait vingt minutes, et les malades
devaient s'envelopper les parties frictionnées
avec des draps de toile ou de coton et rester
au repos au moins pendant 18 heures.

Comme toujours, à côté de ceux qui préconisent le mercure, d'autres découvrent et
vantent de nouveaux spécifiques.

C'est ainsi que :

Arastia (1856) donne la préférence aux pilules de Vicente au bichromate de potasse, médicament vulgarisé plus tard (1865) par Leroux (de Versailles) et Dolbeau ;

Berhend de Liverpool (1856) prescrit le tartrate de fer et de potasse ;

Marsden (1857), le régime fortifiant et les préparations sulfureuses.

Un médicament dont les destinées ont lieu de surprendre est le *chlorate de potasse*, employé par Alyon et rejeté de la thérapeutique de la syphilis à la suite d'expériences faites en France au commencement du siècle.

Étudié de nouveau en Suisse et en France vers 1855, il fut préconisé à l'intérieur contre la stomatite mercurielle par Herpin (de Genève) et Blache.

Ricord et Fournier s'en emparèrent plus tard et prétendirent avec son aide pousser à ses dernières limites la saturation de l'économie par le mercure en évitant les dangers de la salivation.

Cette idée était renouvelée des anciens qui, comme le dit Astruc, donnaient des gargarismes en même temps qu'ils administraient le mercure.

Les résultats ne répondirent pas aux promesses des deux auteurs, et des salivations graves firent encore de nouvelles victimes.

Nous arrivons à un traitement qui est défini avec raison par Desprès une prodigieuse erreur de nos temps modernes, et qui cependant eut pendant quelques temps un grand retentissement. Je veux parler de la *syphilisation*.

Cette idée, imitée de la vaccine Jennérienne, est due à Auzias-Turenne. Elle vit le jour en 1851.

La théorie de la syphilisation reposait sur l'immunité chancreuse obtenue chez un individu après des inoculations en nombre variable.

Mais des faits contradictoires ne tardèrent pas à renverser les espérances des syphilisateurs.

Sans parler des chancres mous suivis de vérole, on constata que des malades qui trois et quatre fois, à des intervalles plus ou moins longs, avaient gagné des chancres mous, finissaient par présenter les symptômes de la syphilis constitutionnelle.

L'immunité pour le chancre mou ne fut jamais obtenue; un médecin put en effet s'inoculer jusqu'à 2 200 chancres.

La préservation de la syphilis par l'inoculation des chancres mous était donc une chimère.

Sperino (de Turin) (1854-1863) fut un des plus ardents promoteurs de la syphilisation.

Il inoculait des chancres mous non plus pour préserver de la syphilis, mais pour en guérir, et il poursuivait les inoculations jusqu'à la guérison de la maladie.

Or, la syphilis guérissant seule le plus souvent, Sperino attribuait les cures constatées à la syphilisation et accordait à cette méthode une confiance rien moins que fondée. Bœck (de Christiania), Melchior Robert devinrent des adeptes de la nouvelle école, mais n'obtinrent point de résultats plus satisfaisants.

L'idée de l'inoculation, se vulgarisant, nous revint de Russie sous une autre forme. Un garde forestier russe, Lukomski, imagina d'inoculer non plus des chancres mous, mais bien le vaccin. On inoculait dix à douze piqûres à plusieurs reprises. Les médecins russes Papoff, Jeltzinski publièrent des observations en faveur de la nouvelle découverte.

Mais les faits, mal interprétés, ne convainquirent point, car on opposa avec raison que les syphilides guérissaient sous l'influence du traitement local seul et que la vaccination n'agissait qu'à titre de médication altérante.

Les antimercurialistes poursuivaient en réalité leurs recherches avec autant d'ardeur que de succès :

Bærensprung (1858), imitant Fricke, renonçait définitivement au mercure.

Syme (d'Édimbourg) (1856), constatant les dangers réels du spécifique, vantait l'iodure de potassium à l'exclusion de tout autre médicament.

Hughes Bennett (1860) produisait 8 000 observations de guérison sans mercure.

Cooke et Drysdale (1864-1869) défendaient les mêmes doctrines et employaient l'iodure de potassium et le chlorate de potasse.

L'Amérique ne restait pas étrangère à ce grand mouvement.

Pendant la guerre de sécession, la chirurgie

militaire condamnait l'emploi du mercure dans le traitement de la syphilis.

Le chirurgien major général des armées du Nord déclarait dans ses instructions « que la résolution de renoncer à l'emploi du mercure avait été prise avec d'autant plus de confiance, que la pathologie moderne a prouvé l'impropriété de l'usage du mercure dans une quantité de maladies pour lesquelles il était autrefois invariablement administré ».

En France, Bazin (1859-1866), le syphiliographe le plus scientifique de l'école de Paris, suivant la juste appréciation de Desprès, était le représentant de l'éclectisme :

« Le mercure, dit-il, n'est pas un spécifique de la syphilis ; impuissant contre la maladie, il en modifie avantageusement les premières manifestations.

» Administré dans la période d'incubation du chancre, il éloigne et tend à localiser les syphilides exanthématiques.

» Mais, donné sans ménagement dans la 3ᵉ et la 4ᵉ période, il semble précipiter l'évolution des accidents tertiaires et viscéraux. »

Il signalait encore les dangers du mercure dans certains cas, les tremblements et les accidents apoplectiques consécutifs à son emploi.

Diday (1863) démontra d'une façon évidente qu'entre les mains des spécialistes les plus habiles le mercure ne guérissait jamais avant un temps fort long les syphilides rebelles, les plaques muqueuses de la gorge, l'induration chancreuse, etc.

Il prouva surtout par des exemples concluants que le mercure administré pendant plusieurs années consécutives n'avait point empêché les récidives de la syphilis.

Diday, du reste, dans son impartialité scientifique, réservait l'emploi du mercure à des syphilis graves. Voici les conclusions de ce savant observateur :

« Si l'on se borne à considérer le mercure comme remède de *quelques-unes* des lésions de la syphilis, comme capable de les faire disparaître *actuellement*, le mercure sous ce rapport mérite son titre de spécifique. Tout le monde sait qu'il retarde l'éclosion de chacune des poussées successives de la syphilis.

Je ne veux pas nier non plus absolument qu'il ne puisse parfois atténuer jusqu'à un certain point la gravité de ces poussées, mais j'affirme que dans aucun cas, à quelque dose que ce remède soit administré, il ne donne de garantie certaine ni contre le retour ni contre la progression croissante de la maladie. »

Sa doctrine, en réalité, a la plus grande analogie avec la nôtre.

En voici succinctement les éléments :

Il pose en principe la nécessité absolue d'une *hygiène reconstituante*, c'est-à-dire la nourriture fortifiante, viandes rôties, etc., exercice dans un lieu bien exposé au soleil, gymnastique, repos moral, continence. Un traitement général comprenant : le quinquina, le fer, l'iodure de potassium et la balnéation. Un traitement local variant avec la forme de chaque accident.

La formule physiologique de Diday est la suivante : « Il faut maintenir les forces de l'organisme au niveau nécessaire pour réaliser l'élimination du virus ; il faut rendre ou donner à la constitution assez de forces pour empêcher toute fermentation pathogénique dans son sein. Voilà l'indication essentielle.»

On voit donc que Diday a le mérite d'avoir le premier défini ces grandes vérités ; à savoir : que la syphilis peut guérir seule ; que les syphilides graves ne sont point atténuées par le mercure, et que celui-ci ne les empêche pas de suivre leur évolution fatale.

Vers 1864, une nouvelle médication fut signalée : c'étaient les *injections hypodermiques de sublimé*, employées pour la première fois par Hébra.

Ce traitement fut, suivant l'habitude, accueilli d'abord avec enthousiasme.

Scarenzio (1865), Lewin (1868), Liégeois (1869) recueillirent un nombre considérable d'observations de syphilitiques traités par ces injections plus ou moins modifiées.

La conclusion, comme Desprès le démontra à la Société de chirurgie en 1869, fut que les injections faites à des doses un peu élevées causaient des ulcérations, et qu'à très faibles doses elles ne produisaient rien ou presque rien.

Est-il nécessaire de parler du traitement arscnical de la syphilis? Les travaux de Brera, Orfila, Lewin, prouvent que les préparations arsenicales ont sur la syphilis une action généralement analogue, mais inférieure à celle du mercure.

Bazin réservait l'arsenic au traitement de la dartre. Hardy est le seul des médecins de l'école de Saint-Louis qui ajoute foi à l'action de l'arsenic dans certains cas de syphilides rebelles.

Aujourd'hui les fumigations, les étuves des anciens sont remplacées par la balnéation.

Les bains sulfureux ont en particulier acquis une réelle importance depuis qu'au lieu de les administrer comme adjuvants de la médication mercurielle on les considère comme un contre-poison du mercure.

Grâce aux facilités de locomotion qui existent maintenant, on a songé à utiliser les sources minérales dans le traitement de la syphilis. C'est ainsi que Creuznach en Allemagne, Cauterets, Bagnères-de-Luchon, Barèges en France, jouissent de la faveur du public.

Enfin, pour terminer l'énumération des di-

verses doctrines thérapeutiques qui tour à tour
ont décidé du destin des syphilitiques et pour
compléter la liste des savants illustres qui ont
attaché leurs noms à ces doctrines, je rappor-
terai les opinions d'un maître plein de talent,
d'un défenseur éminent de la cause antimercurialiste, enfin d'un adversaire redoutable pour
les représentants de l'école du Midi.

J'ai cité A. Desprès.

Je ne saurais mieux faire que de reproduire
textuellement les quelques pages de son beau
Traité de la syphilis dans lesquelles sont con-
densés tous les éléments de sa doctrine. Le
lecteur y trouvera cet avantage que les pensées
élevées du maître et son style éloquent ne
seront point dénaturés.

A l'occasion d'un rapport fait en 1867 par
Dolbeau sur le traitement de la syphilis par le
bichromate de potasse, une discussion s'en-
gagea au sein de la Société de chirurgie et fit
connaître les opinions d'un grand nombre des
chirurgiens les plus en renom sur la thérapeutique en question.

L'orage fut soulevé par Desprès, qui se posa

sans hésitation en défenseur de la cause anti-mercurialiste et prouva, par des statistiques authentiques puisées à Lourcine, que le mercure ne guérit ni mieux ni plus vite les accidents de la syphilis que le simple traitement tonique uni à un traitement local scrupuleux.

La Société de chirurgie ne voulut pas s'inscrire contre une thérapeutique séculaire.

Verneuil déclara que le mercure était le spécifique de la vérole. — A. Guérin, Panas, Perrin, Cullerier, Depaul tour à tour défendirent la même thèse et exposèrent les méthodes différentes suivant lesquelles ils administraient le spécifique.

Diday proclama l'inutilité et le danger du mercure dans les syphilis bénignes, réservant l'emploi de ce remède aux cas graves dans lesquels il rend des services s'il est administré à hautes doses, ou, suivant son expression, *à coups de massue*.

A ce moment il attribuait la syphilis à un parasite, et, à ce titre, affirmait que le mercure jouait le rôle d'un parasiticide.

Du reste tous les orateurs reconnurent l'irrégularité d'action du mercure, son inutilité dans certains cas, son impuissance dans beaucoup, ce qui est la preuve évidente que la thérapeutique de la syphilis est basée, aujourd'hui comme au xvie siècle, sur le seul empirisme. « Car, comme le dit alors Desprès, il résulte clairement de l'histoire du traitement de la syphilis que, ni au point de vue physiologique ni au point de vue expérimental, l'action spécifique du mercure n'est demontrée ni même probable... L'histoire même du traitement de la syphilis par le mercure et des progrès accomplis vient soutenir la cause que nous défendons.

» Du xve au xixe siècle toutes les explications de l'action du mercure sont insuffisantes, et elles se réduisent toutes à une raison empirique : le mercure réussit ! Depuis Jean de Vigo toutefois jusqu'à Bazin, on reconnaît qu'il est des syphilis qui résistent au mercure ; mais on avait oublié de dire jusqu'à Diday que les syphilis faibles pouvaient guérir seules sans le mercure.

» Or, si les mercurialistes citent des cas où

les préparations les plus diverses ont été mises en usage et ont réussi, ne sont-ce pas les cas de syphilis faible? Cet argument, que nous avons fait valoir à la Société de chirurgie, était un des principaux sur lesquels nous nous appuyions. N'avait-on pas vu Fricke, Desruelles, guérir des accidents de la syphilis par les purgatifs, la diète ou la saignée? Bœck n'en a-t-il point guéri par la syphilisation, Dolbeau par le bichromate de potasse, et plus anciennement Ulrich de Hutten par le gaïac, Fernel par ses apozèmes sudorifiques, Scott par l'acide nitrique? Ces guérisons n'avaient pas été niées, certes, mais on avait vu échouer les remèdes, et alors on repoussait des médications qui ne faisaient pas mieux que le mercure.

» Un fait historique qui n'est pas moins significatif, est la réaction séculaire qui s'est perpétuée contre le mercure de génération en génération.

» Il y a eu toujours des mercurialistes et des antimercurialistes, tantôt partisans zélés du mercure, tantôt adversaires injustes du remède.

» Les époques se sont succédé et toujour savec
le même langage, les mêmes formules adoptées
ou critiquées avec ardeur ont été le jouet des
hommes et des écoles...

» Bien des médications, dira-t-on, ont eu un
sort analogue. Soit : mais ce sont les médications empiriques. La saignée et le purgatif ont
été plus longtemps stables dans les écoles et
dans les écrits.

» La saignée n'a jamais été autant discutée
que le mercure. Et pourtant la saignée est
tombée aujourd'hui dans un oubli presque
général ; seules les saignées locales ont survécu
comme révulsif et comme médication adaptée
aux symptômes.

» Le mercure ne saurait leur être comparé de
l'aveu même des partisans du mercure, et il
n'a pas le mérite d'être resté inattaquable
comme la saignée locale même après la chute
de l'école physiologique.

» Les médecins les plus avancés de notre
époque ont compris l'impuissance où ils
étaient de déterminer le mode d'action du
mercure sur la diathèse syphilitique.

» Diday en France, Bærensprung et Virchow en Allemagne ont été logiques ; ils ont donné le mercure comme le remède spécifique des symptômes syphilitiques. Ils ont dit que ce remède avait une action spéciale sur les manifestations de la syphilis, non pas parce qu'il empêchait les accidents tardifs de la syphilis de paraître, mais parce qu'il agissait mieux que toute autre préparation pour guérir les plaques muqueuses, par exemple.

» Cette concession pouvait à la rigueur être suffisante, et à cette manière de voir nous avons objecté que le mercure ne pouvait agir que comme les autres médications débilitantes, la saignée, la diète, les purgatifs et même la syphilisation. En altérant la santé des malades, on fait pâlir leurs éruptions, affaisser les boutons ; mais les syphilides durent toujours le même temps, et les récidives qui surviennent plus tard sont d'autant plus graves que le sujet a été plus débilité.

» Mais envisagé ainsi, disions-nous, le mercure n'est plus un spécifique, car avec un traitement local scrupuleux et une bonne hygiène, nous voyons à l'aide du temps disparaître les mêmes maux qu'on guérit avec le mercure, et les récidives qui suivent sont de moins en moins graves.

» Toutes ces raisons que nous avons invoquées étaient étayées par des observations. »

L'argumentation de Desprès est, comme on le voit, précise et rationnelle. Si elle n'a point entraîné immédiatement plus de conversions, c'est qu'en médecine, l'interprétation des faits étant difficile et discutable, la tradition aura toujours le privilège de rallier et de dominer le plus grand nombre.

Pour que la lumière se fasse dans l'esprit de tous, il faudrait que l'observation, en médecine, fût une science exacte donnant des résultats invariables.

Mais ces résultats dépendent trop, malheureusement, de la sagacité, de l'impartialité de l'observateur, qui le plus souvent juge mal, ou, par suite d'idées préconçues et de son asservissement à la tradition, interprète les faits en faveur des doctrines qu'il aura embrassées.

Cependant, quand le point en litige repose

sur des faits aussi précis et des insuccès aussi évidents que ceux fournis par la médication mercurielle, la vérité finit un jour par éclater.

Aussi on ne peut douter que la doctrine soutenue avec persévérance par des observateurs dont le mérite et l'honorabilité scientifiques sont incontestés, tels que Ulrich de Hutten, Fernel, Botal, Fallope, Abercromby, Ludolff, Swediaur, Desruelles, Desprès, Bœck, Hermann, Bærensprung, Lorinser, Billroth. etc., on ne peut douter, dis-je, que cette doctrine n'obtienne gain de cause, et cela dans un délai assez rapproché.

Déjà nous constatons qu'en France, en Angleterre, en Allemagne, en Amérique, une puissante réaction se produit dans la thérapeutique de la syphilis. Les savants les plus illustres se font les défenseurs de la cause antimercurialiste, et les traditions surannées de la spécificité du mercure perdent chaque jour quelques-uns de leurs partisans.

Les malades eux-mêmes, auxquels on ne peut contester le droit de juger la cause, puisqu'ils apprécient mieux que qui que ce soit les résultats des doctrines en opposition, commencent à ne plus accorder leur confiance au mercure, par cette raison péremptoire que le *mercure ne les guérit point.*

Cet argument seul suffirait pour le condamner.

Si l'on ajoute que, non seulement impuissant à guérir, le mercure provoque encore des accidents plus terribles que la syphilis elle-même, on comprendra que ce remède soit destiné à être bientôt relégué au rang des souvenirs de la thérapeutique.

CHAPITRE II

> La grosse et la petite vérole sont
> deux maladies analogues. — Dans
> l'une et l'autre on doit s'abstenir
> de toute médication *altérante*, ca-
> pable de troubler une évolution
> régulière et de retarder une gué-
> rison naturelle.

Avant de décrire le traitement de la syphilis, il est utile, pour en bien faire comprendre les indications, de définir son mode d'action et son but.

Nous verrons que si le traitement mercuriel est exclusivement empirique et funeste, le traitement *reconstituant* a le double mérite d'être formellement d'accord avec les principes physiologiques et de jouir d'une efficacité dont la démonstration est faite par les résultats de la statistique.

Examinons donc quelles sont les bases du traitement reconstituant et son action physiologique.

Le traitement reconstituant est basé sur l'analogie de la variole et de la syphilis.

Cette analogie, qui a été constatée depuis longtemps, comme l'indiquent les noms *petite vérole*, *grosse vérole*, sera admise par tout observateur sagace qui voudra mettre en parallèle les deux maladies.

Il reconnaîtra que de ces deux infections virulentes l'une revêt une forme aiguë, l'autre une forme chronique; mais que toutes deux offrent une ressemblance frappante par leur nature même (virulence), leur transmission (contagion), leur incubation, leur évolution (forme éruptive), enfin leur terminaison (accidents métastatiques de la variole, accidents métastatiques de la syphilis).

On retrouve en effet dans la syphilis tous les caractères d'une fièvre éruptive à forme chronique.

Après une période d'incubation dont la durée est assez régulière, apparaissent des phénomènes *fébriles* qui coïncident avec une éruption sur la peau et les muqueuses (syphilides).

D'ordinaire l'évolution de la syphilis est terminée après cette éruption et la guérison est définitive.

Dans la variole les phénomènes sont identiques : ils ne se différencient que par la rapidité de leur marche et leur acuité.

Après la période d'incubation on observe une fièvre violente suivie de l'éruption qui est la phase ultime de la maladie.

Dans certains cas cependant, des accidents dits métastatiques[1], tels qu'une pneumonie centrale, des abcès sous-périostiques, des abcès articulaires, etc., pourront se manifester chez le varioleux après l'éruption et prouveront que l'évolution de la maladie n'était pas complètement achevée, ou plutôt qu'elle a été troublée dans sa régularité habituelle.

C'est en effet sous l'influence d'une cause

---

1. On dit qu'il y a *métastase* quand les symptômes qui constituent une affection locale viennent à disparaître et qu'à cette disparition se lie la manifestation d'une maladie nouvelle dans un autre lieu de l'économie.

altérante, telle que refroidissement, émotion violente, intervention thérapeutique intempestive ou énergique, ou encore prédisposition individuelle inexplicable, que l'on voit d'ordinaire l'éruption s'arrêter, palir brusquement ou disparaître, comme si, suivant l'expression employée par le public, *la petite vérole rentrait*, et que ces accidents métastatiques éclatent brusquement.

De même pour la syphilis : si une cause *altérante* quelconque, le plus souvent c'est la médication mercurielle, vient modifier la marche régulière de la maladie, on verra apparaître des accidents tertiaires et viscéraux qui ne sont que des accidents métastatiques.

Si on a méconnu jusqu'à présent l'influence fâcheuse d'une intervention thérapeutique active dans la syphilis, c'est parce que dans cette maladie la métastase se fait lentement : les accidents ne se manifestent qu'après plusieurs mois et même plusieurs années.

Dans la variole, au contraire, la métastase a lieu immédiatement et entraîne souvent une mort rapide.

Au lieu d'attribuer à un traitement altérant et en particulier au mercure, qui jouit de propriétés si actives, l'origine de ces accidents tardifs, on a préféré les considérer comme une conséquence naturelle de la maladie.

C'est là que l'observation a été en défaut, car la règle est que normalement les accidents tertiaires et viscéraux ne doivent pas plus se produire dans la syphilis que les accidents métastatiques dans la variole.

Leur apparition est exceptionnelle.

Chaque fois que j'observe ces accidents, je constate que dans la majorité des cas ils sont la conséquence du traitement mercuriel, et que dans d'autres cas plus rares ils doivent être attribués soit à de mauvaises conditions hygiéniques, soit à une constitution délabrée, etc.

Car je me garderai bien, comme certains auteur, l'ont fait, d'attribuer exclusivement au mercure tous les accidents graves de la syphilis. Si j'affirme que trop souvent il a une influence funeste en troublant la marche de la syphilis, qui comme toutes les maladies tend naturellement vers la guérison, je reconnais que parfois la vérole peut revêtir une forme grave et anormale indépendante de toute intervention thérapeutique.

L'analogie de la variole et de la syphilis étant constatée, il est logique de supposer que la méthode de traitement qui réussit dans l'une de ces maladies réussira dans l'autre.

C'est du reste ce que les lois de la physiologie établissent et ce que les résultats cliniques démontrent.

La thérapeutique de la variole est exclusivement symptomatique : c'est-à-dire que le rôle du médecin consiste à surveiller la marche de la maladie et à n'intervenir que dans le cas où des symptômes anormaux et graves se produisent.

Cette médication est, de l'avis unanime, celle qui donne les meilleurs résultats.

Le médecin s'abstient donc prudemment de toute médication active. Il ne lui viendra jamais à la pensée de chercher à retarder l'éruption ou à la faire disparaître, car il sait les dangers auxquels il exposerait le malade.

Comment peut-on admettre que dans la syphilis il soit sage de tenter dès le début d'enrayer l'évolution de la maladie?

En administrant le mercure, ce puissant modificateur de l'organisme, à la période du chancre, on obtient le résultat suivant : le chancre ne se cicatrise ni plus vite ni moins vite; seule l'éruption secondaire est retardée ou ne se fait que d'une façon incomplète (roséole modifiée par le mercure, de Bazin).

Le plus souvent, c'est lorsque le traitement mercuriel est interrompu que cette éruption se manifeste brusquement, ce qui prouve qu'elle est fatale, pour ne pas dire nécessaire à la guérison, et que le rôle du mercure est inutile.

Dans certains cas, si le mercure est administré à hautes doses, cette éruption ne se produira jamais. Mais en revanche, quelques mois après ou même plusieurs années après, on verra éclore chez le malade, qui se croyait guéri, des accidents secondaires à forme ulcéreuse, des accidents tertiaires ou viscéraux qui dénotent bien que le principe morbide n'avait été ni éliminé ni neutralisé par le mercure, mais que son action momentanément enrayée s'est modifiée et, au lieu de se manifester extérieurement par une éruption cutanée très étendue, se localise dans certains organes.

C'est donc la preuve que le rôle du mercure est funeste.

A l'inverse de la médication mercurielle, le traitement reconstituant a pour but non pas de combattre la marche de la syphilis et de faire disparaître les manifestations cutanées, mais au contraire de favoriser l'évolution de la maladie et de fortifier l'économie, afin de lui permettre de résister à l'action débilitante de la vérole.

Le premier effet de la syphilis étant de provoquer une anémie profonde, caractérisée par la destruction d'une quantité considérable des globules du sang, le traitement remédie aux dangers de cette anémie en favorisant la régénération de ces globules.

Pendant ce temps la maladie accomplit son évolution régulière : l'éruption, qui est le moyen employé par la nature pour débarrasser l'organisme du principe virulent qu'il renferme, s'achève complètement, et tout rentre dans l'ordre.

La régularité des phénomènes morbides n'é-
tant ni troublée par une médication *altérante*,
ni modifiée par l'épuisement de la constitution,
la guérison se produit en vertu de *la tendance
naturelle qu'ont toutes les maladies à guérir
spontanément*.

———

Mettant maintenant de côté toute question
de doctrines physiologiques, je me contenterai,
pour prouver la réelle efficacité de la médication reconstituante, de citer les résultats de ma
pratique.

Ces résultats ne sont pas ceux lobtenus dans
ma clientèle privée, mais bien ceux fournis par
les malades de ma clinique.

Les mauvaises conditions hygiéniques dans
lesquelles se trouvaient les sujets observés,
loin de faciliter la guérison, ne l'ont rendue que
plus difficile. Ma statistique a ainsi le mérite
de comprendre des cas très variés et très graves
dont la guérison doit être attribuée surtout à la
médication.

*Syphilitiques n'ayant jamais suivi de
traitement mercuriel.*

Sur 246 malades traités *au début*, 240 ont
été guéris *radicalement* en un intervalle de 3 à
6 mois.

La plupart de ces malades, dont la guérison
remonte à 8 ans au moins, ont été revus régulièrement et n'ont encore présenté aucune rechute.

(Les 6 malades qui ne sont pas compris dans
les cas de guérison étaient des femmes et des
enfants chez lesquels la maladie à forme grave
a nécessité une médication très prolongée (en
moyenne 3 ans), à la suite de laquelle la guérison a néanmoins été obtenue pour tous.)

Chez beaucoup de ces malades l'évolution
de la maladie s'est accomplie de la façon suivante :

Trois semaines environ après l'apparition du
chancre infectant, j'ai constaté soit une syphilide érythémateuse commune, soit une syphilide papuleuse discrète.

Après avoir persisté un temps variable, ces éruptions ont disparu, et l'évolution de la syphilis m'a semblé achevée puisque aucun accident nouveau ne s'est produit.

La lymphangite cervicale a été constatée presque toujours. En revanche, les plaques muqueuses ont fait souvent défaut ou ont été très passagères, et dans la majorité des cas *il n'y a pas eu de chute des cheveux.*

J'ai observé principalement cette forme de syphilis chez des hommes jeunes, à tempérament sanguin.

Chez 183 malades traités *après* l'apparition des accidents secondaires, la médication a donné des résultats analogues, mais a exigé une plus longue durée.

La moyenne des guérisons s'est effectuée du 8ᵉ au 12ᵉ mois.

Syphilitiques ayant déjà suivi un traitement mercuriel.

Sur 640 malades ayant pris du mercure, 150 environ peuvent être considérés comme guéris. Ils ont suivi pendant 2 ou 3 ans le traitement reconstituant et n'ont pas eu de rechute depuis un temps égal pour la plupart.

Quant aux autres, ils présentent encore de loin en loin des manifestations qui indiquent la persistance de la diathèse.

En réalité, il sera impossible de jamais affirmer la guérison de cette catégorie de malades, puisqu'ils sont menacés d'accidents qui ne se produiront peut-être que dans un grand nombre d'années, comme en fournissent de trop fréquents exemples les statistiques des médecins mercurialistes.

Néanmoins je dois déclarer que la médication reconstituante a un avantage incontestable.

Grâce à elle, le syphilitique recouvre promptement les forces : la mine redevient meilleure, l'embonpoint reparaît, enfin le cachet imprimé à tout l'organisme par la maladie s'atténue et même s'efface complètement.

Les accidents consécutifs enfin ont une tendance marquée à devenir moins graves.

Parmi ces malades ayant pris du mercure il

en est quelques-uns chez qui des manifestations tertiaires et viscérales ont provoqué des
accidents funestes, malgré la médication la plus
énergique.

Je dois m'empresser de dire que je n'ai pas
hésité dans ces cas à recourir à la médication
altérante, au traitement ioduré, au traitement
mixte et aux frictions mercurielles, car il ne
s'agissait plus dans ces cas de faciliter l'évolution de la maladie. Il était urgent au contraire
d'enrayer des accidents qui mettaient la vie en
danger.

Résumons donc en quelques aphorismes tout
ce qui a trait à la nature de la syphilis et à sa
thérapeutique :

1° *La syphilis est comme la petite vérole une
maladie dont l'évolution est fatale* (Bazin).

2° *Le mercure n'est pas le spécifique de la
syphilis.*

3° *Lorsque les préparations mercurielles sont
administrées au début de l'infection syphilitique,
elles enrayent et font disparaître les manifestations de la maladie.*

4° *Les diverses manifestations de la syphilis*

enrayées dans leur marche par l'action du mercure restent pour ainsi dire à l'état latent autant que dure l'action du médicament ; mais elles se réveilleront avec une intensité d'autant plus redoutable que la quantité de mercure absorbée aura été plus considérable et que le traitement mercuriel aura été plus prolongé.

5° *Il est plus long et plus difficile d'obtenir une guérison complète de la syphilis chez un sujet primitivement traité par le mercure, que chez un autre sujet qui n'aura pas été soumis à cette médication.*

6° *Le mercure, étant un médicament altérant qui a pour effet de faire disparaître l'éruption normale de la syphilis, de faire en quelque sorte rentrer la maladie et de provoquer des accidents métastatiques (accidents secondaires à forme ulcéreuse, lésion des os, accidents tertiaires, accidents viscéraux, etc.), doit être considéré comme très dangereux et réservé exclusivement aux cas où il est urgent d'enrayer la marche d'accidents pouvant entraîner la mort.*

7° *Le traitement doit donc tendre à favoriser l'évolution de la maladie et non à la combattre.*

8° Le traitement reconstituant est le seul rationnel et le seul efficace.

Les guérisons qu'il procure sont définitives. Il n'expose pas les malades aux accidents métastatiques (accidents tertiaires, viscéraux, etc.).

Les rares insuccès qu'il enregistre sont la conséquence de la faiblesse ou de l'épuisement constitutionnel (syphilis des nouveau-nés, des phtisiques, des buveurs, etc.), et doivent être rangés dans la classe des cas pathologiques qui sont au-dessus des ressources de l'art.

Examinons maintenant en quoi consiste la thérapeutique reconstituante.

Cette thérapeutique comprend le traitement général et le traitement local.

1° TRAITEMENT GÉNÉRAL.

L'hygiène joue un rôle très important dans la guérison de la syphilis. C'est à elle que l'on doit attribuer la plupart des cures spontanées, et dans de nombreuses circonstances on peut constater son heureuse influence.

Le médecin voyageur Lesson a signalé la bénignité de la syphilis aux îles de la Société, à Taïti notamment, où la maladie se guérit spontanément.

Il attribue ce fait exceptionnel : 1° au régime doux et hygiénique suivi par les habitants, qui ne vivent que de fruits et ne boivent que des émulsions de coco ; 2° à la fréquence des bains ; 3° à la température élevée du climat ; 4° à l'indolence des naturels, qui chez eux s'oppose à la fatigue ; 5° enfin à la racine d'*ava*, qui les enivre et les fait suer abondamment.

Suivant cet habile observateur, le régime constitue la médication la plus active et la plus efficace de la syphilis.

L'hygiène la plus sévère doit donc être prescrite aux syphilitiques et comprendra :

1° Une alimentation réparatrice : viandes noires, saignantes, grillées ou rôties, vins généreux.

2° L'abstinence de café noir, thé, liqueurs alcooliques.

3° Un exercice modéré au grand air.

On devra éviter toute fatigue intellectuelle

ou physique : se coucher tôt et se lever de bonne heure.

4° Des bains fréquents. La température et la composition de ces bains varieront suivant la constitution individuelle.

Ainsi : bains simples, bains salés, bains de Barèges, bains de vapeur. Dans certains cas l'hydrothérapie rendra de grands services.

5° Des vêtements très chauds.

Le malade devra se couvrir de flanelle des pieds à la tête pour entretenir la peau dans un état de suractivité continuelle, de manière à favoriser l'élimination du virus syphilitique. Il devra éviter les habitations froides et humides, rechercher les endroits gais et ensoleillés.

6° La continence.

Dès le début de la maladie les prescriptions pharmaceutiques tendront à reconstituer l'économie et à combattre la destruction des globules du sang, qui est le premier phénomène de l'infection virulente.

Le tartrate ferrico-potassique, l'éthiops martial, le safran de mars apéritif, l'iodure de fer, le fer réduit, le quinquina, etc., tels sont les principaux médicaments qui doivent être employés sous des formes diverses, pilules, poudres, opiats, élixirs, etc., à des doses variables et conformes aux indications.

Tels sont les éléments du traitement général que je conseille de suivre avec régularité pendant 6 mois environ. Après ce temps la guérison est habituellement confirmée.

Si le malade a subi antérieurement un traitement mercuriel, il est utile d'adjoindre aux agents thérapeutiques que je viens d'indiquer l'iodure de potassium, qui paraît faciliter l'élimination du mercure, et dans tous les cas donne d'excellents résultats s'il est administré à doses convenables.

Mais on doit alors prolonger cette médication non plus 6 mois seulement, comme pour le malade qui n'a jamais pris de mercure, mais bien de 18 mois à 2 ans, pour obtenir une guérison définitive.

2° TRAITEMENT LOCAL.

Je passerai successivement en revue les diverses manifestations de la syphilis en indiquant la médication qui convient à chacune d'elles.

Le Chancre.

La *cautérisation* est le premier moyen à employer pour arrêter les progrès du chancre, hâter sa cicatrisation et neutraliser les produits de sa sécrétion. Si cette cautérisation est bien faite, on en obtiendra des effets surprenants.

L'important est de savoir choisir, parmi les nombreux procédés en usage, celui qui convient le mieux à chaque cas.

Je dois déclarer immédiatement que toutes mes sympathies sont acquises à la cautérisation par le thermocautère. Quelle que soit la nature du chancre, ce procédé réussira toujours à merveille. Il offre sur tous les autres l'avantage de permettre au chirurgien de cautériser autant et aussi loin qu'il le juge nécessaire, et produit une plaie rose et bourgeonnante qui se cicatrise avec rapidité.

C'est ainsi que je traite tous les chancres et j'en obtiens les meilleurs résultats.

Dans certains cas, le chancre infectant consiste en une plaie si insignifiante, si superficielle, que l'on peut se contenter de le toucher avec le crayon de nitrate d'argent, suivant l'usage qui en est si répandu aujourd'hui. On évitera ainsi aux malades pusillanimes l'impression désagréable que peut leur causer la vue du thermocautère.

Quant à l'emploi de la pâte de Vienne, de la pâte de Canquoin, de la pâte carbosulfurique, de l'acide nitrique, du nitrate acide de mercure, de l'acide chlorhydrique, on doit à mon avis y renoncer absolument. Ces divers moyens n'offrent pas tous les avantages du thermocautère et présentent de plus les inconvénients de ne pas toujours produire les effets voulus, parce qu'il est difficile de préciser l'étendue de leur action.

Après la cautérisation on doit soumettre le

chancre à des pansements réguliers et fréquents.

Des lavages avec l'eau pure ou une solution légèrement alcoolisée ou astringente seront faits au moins trois fois par jour, pour empêcher que les produits de sécrétion ne s'amassent et n'irritent les parties.

Les grands bains seront donc des adjuvants utiles, et on les prescrira toujours.

Sur le chancre on maintiendra de la charpie, ou encore de la ouate imbibée d'une solution émolliente si la plaie est très enflammée et d'une solution astringente dans le cas contraire.

Le vin aromatique est un des agents qui donnent le meilleur résultat : il diminue la sécrétion, neutralise la virulence et tanne en quelque sorte les parties voisines. C'est le topique que nous préférons dans les cas ordinaires.

Si le vin aromatique occasionnait des picotements trop vifs, on pourrait le couper avec un peu d'eau et l'additionner, comme je le fais souvent, d'un peu d'extrait gommeux d'opium.

Dans certains cas, si le chancre est pâle et ne semble pas avoir de tendance au bourgeonnement, il sera utile de provoquer le travail de la cicatrisation en le saupoudrant de poudre de calomel, de bismuth ou de craie.

On devra dans tous les cas s'abstenir d'employer les corps gras, tels que pommades, onguents, etc., et en particulier les pommades mercurielles, dans lesquelles on a eu pendant quelque temps une confiance illimitée. Ces topiques médicamenteux sont toujours très nuisibles, car sous leur influence les chancres se multiplient au lieu de se guérir.

Lorsque le chancre revêt la forme phagédénique, on devra le combattre par les procédés que je viens d'indiquer et en particulier par des cautérisations énergiques et successives au thermocautère.

C'est enfin le traitement général qui, toujours institué dès le début des accidents et proportionné à la gravité du cas, permettra, en fortifiant la constitution, de lutter avec succès contre le phagédénisme.

Induration du chancre.

Le noyau d'induration qui se forme à la base du chancre infectant et persiste pendant très-longtemps est un sujet de vives préoccupations pour la plupart des malades, qui viennent souvent réclamer du médecin un moyen de le faire disparaître rapidement.

Ce moyen n'existe pas. On ne doit compter que sur l'action du traitement général et du temps pour obtenir la résorption du dépôt plastique qui constitue l'induration.

Adénite — Bubon (*Poulain*).

Nous avons vu que le chancre infectant s'accompagnait d'une adénite des ganglions voisins, qui se présentent sous forme de petites tumeurs dures, roulant sous la peau et disposées en chapelet.

Cette induration avec augmentation de volume des glandes lymphatiques est analogue à l'induration qui envahit la base du chancre.

Elle persiste toujours fort longtemps, ne se termine jamais par suppuration et finit par disparaître à la longue spontanément.

Ce que j'ai dit du traitement de l'induration du chancre doit s'appliquer à cette adénite.

Dans le cas tout à fait exceptionnel où l'adénite resterait limitée à un ganglion et revêtirait la forme inflammatoire, le traitement devrait être celui du bubon ou poulain. Au début, les émollients ou les résolutifs : bains, cataplasmes, onctions d'onguent napolitain, pommades iodurées, sangsues, collodion, repos absolu, etc.

Si on ne peut obtenir la résolution et que la fluctuation se produise, on ne doit pas attendre l'ouverture spontanée de l'abcès : le malade s'exposerait à des douleurs prolongées et violentes et à un décollement des tissus qui présenterait de graves inconvénients.

Le chirurgien doit intervenir.

Dans ce cas, au lieu d'ouvrir largement avec le bistouri la collection purulente, comme on le fait d'ordinaire, j'ai l'habitude de pratiquer seulement deux petites ouvertures aux deux pôles de la tumeur et de passer au travers

un petit écheveau de soie. C'est un véritable
séton.

La suppuration dure un peu plus longtemps par ce procédé ; mais on a l'avantage de
faire souffrir beaucoup moins le patient et surtout d'éviter ces grandes cicatrices indélébiles
qui peuvent être fâcheuses pour l'avenir.

Syphilides cutanées.

Ce que j'ai dit de la nature des éruptions syphilitiques doit faire comprendre l'inutilité et
le danger de toute tentative ayant pour but de
combattre ces éruptions. On doit les respecter
comme on respecte l'éruption de la petite vérole.

A cette période de la maladie on doit insister
principalement sur les bains, qui, en activant
les fonctions cutanées, paraissent faciliter la
sortie de l'éruption.

Lorsque je vois que la roséole a une certaine difficulté à se produire, je recours avec
avantage aux bains de vapeur.

Parfois des malades ayant un vif intérêt à

cacher l'affection dont ils sont atteints demandent à faire disparaître rapidement les taches ou boutons qui se produisent sur le visage et les mains. Bien que je sois d'avis d'enrayer le moins possible l'éruption, on peut dans certains cas, comme dans la petite vérole, chercher sans grand danger à préserver des surfaces aussi limitées. On peut donc recourir à des préparations emplastiques astringentes et résolutives ou à des applications de collodion riciné.

Quant aux taches pigmentaires qui persistent après la disparition des éruptions, on ne doit compter les voir s'effacer que par l'action du temps. On pourra cependant hâter la disparition de celles qui siègent au visage par des applications d'une solution caustique d'acide phénique. Ce traitement, provoquant une assez vive inflammation de la peau, ne pourrait être généralisé sans inconvénient.

Lorsque les syphilides revètent la forme humide ou ulcéreuse, il y a lieu, suivant la nature de la lésion, d'employer les poudres calmantes ou astringentes, les lotions résolutives,

les pansements alcoolisés, phéniqués ou iodo-
formés, etc.

Plaques syphilitiques ou muqueuses.

La guérison des plaques syphilitiques ou muqueuses exige surtout des soins de propreté,
l'isolement des surfaces contiguës, et des cautérisations légères avec le nitrate d'argent ou
le chlorure de zinc. Les lotions avec la liqueur
de Labarraque étendue d'eau et des applications de poudre de calomel seront encore utiles.

Si les plaques siègent dans la bouche, on
devra recommander aux malades de cesser l'u-
sage du tabac, des boissons alcooliques et des
aliments épicés ou irritants.

On devra prescrire en outre des collutoires et
des gargarismes acidulés, astringents ou résolutifs.

Iritis.

Dès que l'iritis est reconnue, on doit se hâter
de provoquer la dilatation de la pupille au
moyen d'un collyre au sulfate neutre d'atropine,

et en continuer l'usage tant que la congestion oculaire persiste.

D'ordinaire on obtiendra en 15 jours ou 3 semaines la guérison de l'iritis traitée au début. Si au contraire on a laissé se former des synéchies, le traitement sera beaucoup plus long et plus difficile.

Dans tous les cas le traitement général devra être modifié.

Ainsi on cessera momentanément les bains, qui peuvent avoir l'inconvénient de congestionner la tête, et on administrera conjointement avec les préparations reconstituantes l'iodure de potassium à doses un peu élevées. Ce médicament modifiera avec avantage les troubles visuels si fréquents après l'iritis et dus aux altérations de l'humeur aqueuse ou du corps vitré.

Enfin, dans le cas d'accidents inflammatoires intenses, il peut être utile de recourir aux purgations, aux sangsues, aux bains de pieds sinapisés, etc.

Alopécie.

La chute des cheveux dans la syphilis est analogue à celle qui se produit à la suite de la fièvre typhoïde, de l'accouchement, etc. Elle est la conséquence d'un épuisement momentané de tout l'organisme. Lorsque les forces, par le fait du temps et du régime, ont été recouvrées complètement, les cheveux cessent de tomber et ne tardent pas à repousser.

Dans la syphilis, c'est donc le traitement général qui, en reconstituant l'organisme, contribue principalement à rétablir les fonctions du bulbe pileux.

Le traitement local jouera alors le rôle d'un adjuvant assez utile que l'on aurait tort de délaisser. Ainsi on retirera d'excellents effets de la pommade suivante, que je prescris de préférence à toute autre. Elle se compose de : moelle de bœuf purifiée, précipité rouge, teinture de cantharides, alcoolé de benjoin, baume du Commandeur, essence de citron, de violette ou de patchouli à volonté. Les doses doivent varier suivant les conditions individuelles.

Cette pommade, qui a une réelle efficacité contre l'alopécie, est bien supérieure à celle que Desprès recommande et qui se compose d'axonge 60 grammes, huile de cade 3 à 6 grammes.

Tout en constatant l'heureuse influence de cette dernière, j'y ai renoncé absolument, vu les désagréments que provoquent son odeur infecte et sa couleur désagréable.

Douleurs erratiques.

A la période de l'éruption, les syphilitiques sont presque tous sujets à des douleurs erratiques fort pénibles. Ils ont de la courbature, de l'endolorissement des articulations et des maux de tête violents qui persistent pendant longtemps. D'ordinaire tous ces phénomènes douloureux cessent lorsque l'éruption secondaire est achevée.

Bien que la thérapeutique soit généralement peu efficace contre ces symptômes d'un état général qui se modifiera surtout avec le temps, on doit tenter de soulager les malades à l'aide de préparations d'opium, de chloroforme et de chloral, ainsi que des applications de vésicatoires.

Le sulfate de quinine étant toujours impuissant dans ces cas, il est préférable de s'en abstenir.

Sarcocèle (orchite) syphilitique.

On appliquera sur le testicule une cuirasse faite avec des bandelettes d'emplâtre de Vigo, ou on emploiera les révulsifs locaux, lotions avec la teinture d'iode, etc.

En raison de la sensibilité du scrotum, on doit user avec ménagement des révulsifs, et en particulier de la teinture d'iode, qui provoque des cuissons et des douleurs intolérables.

Il sera utile dans tous les cas de soutenir les testicules au moyen d'un suspensoir bien fait pour éviter le tiraillement des cordons. Si le sarcocèle s'accompagnait d'hydrocèle, on pratiquerait la ponction et une injection iodée.

Enfin, on administrera à l'intérieur l'iodure de potassium à doses élevées.

Affections syphilitiques des muscles et des tendons.

Le traitement local de ces affections comprend les révulsifs, les liniments calmants ou résolutifs, l'électrisation, la compression circulaire au moyen de bandelettes de sparadrap, de Vigo, etc., mais ne joue qu'un rôle bien secondaire. On doit surtout compter sur l'action du traitement général, qui comprendra l'iodure de potassium et devra dès le début être institué avec énergie et suivi très régulièrement. Si on attend, par malheur, que la dégénérescence plastique ait fait de trop grands progrès, il peut se produire une véritable atrophie des fibres musculaires : la contracture devient permanente et le cas irrémédiable.

**Tumeurs gommeuses sous-cutannées
et sous-muqueuses.**

L'iodure de potassium suffit le plus souvent pour amener la résolution de ces tumeurs.

Dans le cas où la fonte purulente a eu lieu et a engendré des ulcères de mauvaise na-

ture, on fera des pansements avec des pommades excitantes, iodées, etc., des bandelettes
de sparadrap de Vigo. On cautérisera les
plaies blafardes ou les bourgeons trop déve-
loppés avec le crayon de nitrate d'argent,
la pâte de Vienne ou mieux encore avec le
thermocautère.

Si les gommes siègent sous la muqueuse
buccale, on donnera issue de bonne heure aux
collections purulentes qui n'ont pas de tendance à se résorber, puis on prescrira des gargarismes avec des solutions émollientes ou
sédatives si l'état inflammatoire de la plaie
l'exige, et plus tard avec la solution iodée à
3 ou 4 p. 100.

Douleurs ostéocopes.

Ces douleurs étant toujours la conséquence
d'une lésion du tissu osseux ou du périoste,
il est facile de comprendre que le meilleur
moyen de les combattre est de traiter l'ostéo-
périostite qui les engendre. Une méthode
qui donne des succès consiste à administrer

l'iodure de potassium à doses croissantes.

On commence par 3 grammes, le lendemain on en donne 4 grammes, ainsi de suite jusqu'à ce que les douleurs diminuent.

Ordinairement elles cèdent du huitième au dixième jour.

Comme traitement local on prescrira les sangsues, les cataplasmes laudanisés, les injections de morphine, le collodion, l'emplâtre de Vigo, mais surtout l'emplâtre vésicatoire, qui est le moyen le plus puissant. Un ou deux jours suffisent quelquefois, avec l'application d'un vésicatoire, pour calmer des douleurs qui avaient privé les malades de sommeil pendant des mois entiers.

Ostéite, périostite, périostose, exostose.

Ce que nous venons de dire du traitement des douleurs ostéocopes s'applique à ces diverses affections.

Carie, nécrose.

Lorsque la carie d'un os a donné lieu à une

collection purulente, on doit se hâter de donner
issue au pus. Si on constate l'existence d'un
séquestre, on cherchera à le saisir et à l'ex-
traire : si l'on ne peut le faire de suite, on l'é-
branle tous les jours un peu jusqu'à ce qu'il
cède enfin aux tractions qu'on pratique sur lui.

Après l'extraction de l'os nécrosé, on fait dans
la plaie de fréquentes injections avec des liquides
émollients et souvent avec des solutions iodées.

On peut dans certains cas, comme Ricord,
recourir à la gouge et au maillet pour enlever
les parties superficielles de l'os atteint de carie.

On doit insister principalement sur le traitement général, et en particulier, espérer de
bons effets de cures aux stations thermales.

Accidents viscéraux. Cachexie syphilitique.

Ces accidents revêtant des formes multiples,
il est difficile de préciser le traitement qui convient à chacun d'eux. Dans la plupart des cas
la médication sera symptomatique.

On ne devra d'ailleurs jamais perdre de vue
l'origine syphilitique des accidents.

En conséquence il sera prudent d'insister sur le traitement ioduré, et *dans le cas d'urgence* de ne pas hésiter à recourir aux préparations mercurielles, qui malheureusement n'ont plus à cette dernière période de la maladie la même puissance d'action qu'au début.

Parfois cependant le mercure administré à hautes doses, surtout sous forme de frictions, m'a permis d'enrayer des accidents qui menaçaient d'être promptement mortels : à ce titre donc il mérite d'être employé et pourra rendre de réels services.

On devra dans tous les cas, si l'état cachectique n'est pas trop prononcé, soumettre les malades à la médication tonique et analeptique : leur prescrire suivant les indications les ferrugineux, les antiscorbutiques, les antiscrofuleux, leur faire prendre des sirops amers, tels que ceux de gentiane, de quinquina, de quassia amara, etc., les mettre à l'usage du vin de Bordeaux, des rôtis légers, du jus de viande, etc., enfin conseiller les stations thermales et surtout le changement de climat.

Dans certains cas la cachexie syphilitique est

réfractaire à tout remède, à tout régime, à toute précaution hygiénique, et les malades s'éteignent victimes d'un délabrement organique qui est au-dessus des ressources de l'art.

3° TRAITEMENT DE LA SYPHILIS DES FEMMES ENCEINTES.

Le traitement de la syphilis, tel que je viens de le décrire, est applicable aux femmes enceintes. Les seules modifications qu'exige l'état de grossesse consiste à restreindre l'usage des bains, à recommander l'abstinence absolue des rapports sexuels et une existence calme et exempte de fatigues. A ces conditions on peut espérer voir la grossesse suivre un cours régulier.

Cet espoir, je dois cependant le déclarer, sera souvent déçu, car la syphilis est une cause très fréquente d'avortement.

Nous avons vu que la syphilis, principalement chez les femmes, provoquait une anémie profonde et un épuisement complet de l'organisme.

C'est en raison de cette action débilitante dûe à la maladie que les femmes qui en sont atteintes deviennent incapables de supporter les fatigues de la grossesse et sont sujettes à des avortements successifs. On observe le même phénomène chez les femmes non syphilitiques, mais chloro-anémiques et très délicates.

C'est donc en fortifiant l'économie et en luttant contre cet épuisement fonctionnel chez les unes et les autres que l'on arrive à les rétablir et à leur permettre de mener à bon terme la grossesse.

C'est surtout dans le traitement de la femme enceinte que les médecins mercurialistes ont prétendu que le mercure était indispensable. Cette opinion est dénuée de valeur, puisque l'observation démontre que le mercure non seulement ne prévient pas l'avortement dans le présent, mais semble y prédisposer dans l'avenir.

Nombre de femmes syphilitiques soumises à un traitement mercuriel énergique ont avorté six et huit fois de suite. Lorsque quelques-unes d'entre elles, ce qui est l'exception, sont arrivées à mettre au monde un enfant vivant à terme, on a attribué ce résultat à l'action du mercure. Ne serait-il pas plus logique d'admettre que sous l'influence du temps la sy-

philis s'est modifiée, s'est éteinte, s'est guérie,
que la constitution a recouvré sa vitalité et
que l'avortement a cessé de se produire parce
que la cause qui le provoquait n'existait
plus?

4° SYPHILIS CHEZ LES NOUVEAU-NÉS.

Le traitement de la syphilis chez les nouveau-nés est toujours fort difficile et trop souvent suivi d'insuccès. La thérapeutique est si
limitée, lorsqu'il s'agit de ces petits êtres chez
lesquels la force de résistance est insignifiante,
que les résultats ne doivent pas surprendre.

C'est par des soins hygiéniques incessants et
rigoureux que l'on pourra espérer sauver la
vie de l'enfant.

On devra donc conseiller à la mère d'élever
au sein son enfant en même temps qu'elle sui-
vra elle-même un traitement destiné à donner
à son lait les qualités nutritives qui font si souvent défaut chez les nourrices syphilitiques.
Dans le cas où, malgré ce soin, le lait de la
mère serait insuffisant ou mauvais, on devrait

recourir au biberon, et ce mode d'alimentation donnera d'excellents résultats si on exerce une surveillance active sur l'état des fonctions digestives de l'enfant.

La nourrice mercenaire offrirait un incontestable avantage, surtout si elle est indemne de syphilis. Mais on accepte une telle responsabilité en confiant à une femme en bonne santé un enfant qui peut l'infecter d'un instant à l'autre, que les médecins et les parents ne doivent, à mon avis, dans aucun cas recourir à ce moyen, alors même qu'une nourrice accepterait la mission, connaissant le danger auquel elle s'expose.

Il est bien entendu que si la nourrice est syphilitique on pourra sans inconvénient lui confier l'enfant.

Il sera utile dès la naissance de faire prendre régulièrement à l'enfant des bains, soit des bains de son, soit des bains salés.

Dès qu'on reconnaîtra quelque manifestation syphilitique, telles que coryza, plaques muqueuses, etc., on les combattra au moyen de lotions fréquentes, astringentes, résolutives ou

émollientes, de poudres desséchantes, de cautérisations légères, etc.

Dans le cas où l'enfant naîtrait couvert d'é-
ruptions, on ne doit pas se faire d'illusion : sa
mort est certaine.

Aux partisans du mercure je répondrai suivant Desprès : « Le traitement par le mercure
ne guérit aucun enfant syphilitique de un à
huit mois : il n'y a qu'à consulter à cet égard la
nécrologie des hôpitaux d'enfants assistés. »

5° DU ROLE DES EAUX MINÉRALES DANS LE TRAITEMENT DE LA SYPHILIS.

Il y a longtemps que l'heureuse influence
des eaux minérales sur la syphilis, et en particulier des eaux minérales sulfureuses, a été
constatée. Mais c'est surtout depuis une ving-
taine d'années que, grâce au développement
des chemins de fer, les cures aux stations
thermales se sont généralisées et jouent un rôle
important dans la thérapeutique. Aujourd'hui
il est de mode de prescrire dans presque toutes
les affections chroniques ou diathésiques l'u-
sage d'une source minérale.

Il faut reconnaître que si les résultats thérapeutiques ne sont pas toujours conformes aux
prévisions du médecin, la méthode a du moins
l'avantage de modifier heureusement, dans la
plupart des cas, l'état du malade. On peut
considérer le fait du déplacement, le changement d'hygiène et d'habitudes nécessité par
le voyage, la distraction et la gaieté que procure
le séjour dans les villes d'eaux, la belle saison
pendant laquelle on fait la cure, comme autant
de causes capables de faciliter l'action des
eaux et de produire l'amélioration presque
toujours éprouvée par le malade.

Tout en constatant l'action physiologique
des eaux minérales qui en raison de leur composition chimique jouissent de propriétés distinctes et bien manifestes, on doit combattre la
tendance actuelle qu'ont les médecins hydro-
logues à attribuer à chaque source des vertus
tout à fait spéciales, et j'ajouterai surprenantes,
car la liste des maladies qui en sont justi-
ciables comprend les cas les plus nombreux,
les plus variés, les plus opposés.

Il est sage, suivant moi, de ne pas exagérer à

ce point le rôle du traitement thermal, et de reconnaître qu'en dehors de la grande classification qui repose sur la composition chimique des eaux et les doses des agents médicamenteux qu'elles renferment, les distinctions subtiles que l'on se plaît à établir entre telle et telle source sont le plus souvent sans fondement.

Lorsque l'on a fixé la nature des eaux qui convient à une maladie, le choix de la station doit dépendre principalement du climat, des éléments de confort et d'agrément que le malade y rencontrera.

Ce sont les eaux sulfureuses, comme je l'ai dit, qui réussissent le mieux dans le traitement de la syphilis, et en particulier les eaux de Bagnères-de-Luchon, qui depuis longtemps jouissent d'une réputation spéciale parfaitement justifiée.

Dès 1754 Théophile Bordeu, le célèbre hydrologue, signalait l'efficacité de ces eaux contre les blessures de Mars et de Vénus.

Quelques années plus tard son frère, François Bordeu, déclarait qu'elles pouvaient dans certains cas guérir seules des syphilis constitutionnelles.

En 1820 Anglada démontrait la propriété que possèdent les eaux sulfurées sodiques de déceler la syphilis latente.

Fontan en 1837 fait connaître une nouvelle propriété de ces eaux qui consiste à prévenir la salivation et à combattre avantageusement tous les accidents mercuriels.

Enfin, dans un mémoire présenté à l'Académie de médecine le 31 mai 1853 et intitulé : *Essai clinique sur l'action des eaux thermales sulfureuses de Bagnères-de-Luchon dans le traitement des accidents consécutifs de la syphilis*, Pégot, quoique mercurialiste, reconnaît que les eaux sulfureuses employées seules ont obtenu ou complété la guérison d'affections syphilitiques des plus opiniâtres. Et il constate que ce fait se présente lorsque le syphilisé a suivi antérieurement un traitement mercuriel longtemps prolongé. Dans ce cas l'usage seul des eaux sulfureuses est une médication des plus favorables, surtout quand on a affaire à une constitution délabrée.

C'est, en effet, en raison de leur action tonique et reconstituante que les eaux de Luchon donnent de si excellents résultats dans le traitement de la syphilis, de la scrofule, de l'anémie, et en un mot de toutes les maladies qui provoquent l'épuisement constitutionnel.

On ne doit donc pas considérer les eaux de Luchon comme un spécifique, car jusqu'à ce jour il n'existe pas de spécifique contre la syphilis. Elles agissent en réalité comme adjuvant du traitement reconstituant, et c'est à ce titre qu'elles combattent avec succès l'aglobulie de la syphilis ou la cachexie mercurielle.

Leur rôle est indiqué surtout dans le traitement des syphilitiques mercurialisés.

Car en raison de leur composition les eaux sulfurées sodiques peuvent être à bon droit considérées comme un antidote du mercure. Elles possèdent la propriété de transformer les sels mercuriels insolubles en sulfure, sulfate et hyposulfite de mercure, sels solubles facilement éliminés au dehors.

« Les eaux sulfureuses, dit Astrié, et surtout les eaux sulfurées sodiques, agissent par les sulfures, les sulfites et hyposulfites qu'elles introduisent dans le sang ; elles rendent solubles les composés albumino-hydrargyriques qui fixent les sels mercuriels dans les tissus et facilitent leur élimination sous forme de composés solubles que la suractivité imprimée aux sécrétions cutanées, urinaires et muqueuses ne laissent plus séjourner dans nos tissus. »

Enfin les eaux sulfurées sodiques jouissent encore d'une propriété bien remarquable et bien précieuse : elles permettent de constater la guérison de la syphilis.

A ce sujet je citerai l'opinion d'un médecin distingué de Luchon, le docteur Bourdeillette, qui a compris tout le parti que l'on pouvait tirer des eaux sulfureuses dans la syphilis et obtient de très beaux succès.

« A quel moment, se demande ce savant observateur, une personne ayant eu la syphilis peut-elle être déclarée apte au mariage ?

» Les médecins les plus distingués, les syphiliographes les plus émérites sont loin de s'entendre sur cette question, dont la solution, il faut en convenir, est assurément des plus embarrassantes.

» Les uns estiment qu'un individu atteint de syphilis peut, après quelques mois à un an d'un traitement suivi bien régulièrement, se croire à l'abri de tout accident consécutif et s'engager sans crainte dans les liens du mariage.

» D'autres, au contraire, affirment qu'après dix ans, vingt ans même, il n'est pas possible de pouvoir donner un certificat d'immunité.

» Il y en a enfin qui, poussant les choses à l'extrême, croient qu'un individu qui a eu la syphilis ne peut jamais se marier sans s'exposer à transmettre la vérole à ses enfants et par suite à la mère, ce qui est à mon avis tomber dans une exagération pernicieuse à la société, du sein de laquelle il faudrait exclure près de la moitié du genre humain.

» Non, mille fois non, la syphilis n'est pas un obstacle absolu au mariage. J'ai pour ma part de nombreux cas qui viennent démontrer l'exactitude des faits que j'avance : seulement il ne faut se marier que quand on a acquis la certitude qu'il n'y a aucun danger, et pour la personne à laquelle on va s'unir, et pour les enfants qui naîtront de cette union.

» Seules les eaux sulfureuses peuvent résoudre ce problème qui intéresse au plus haut degré la société tout entière.

» Les eaux sulfurées sodiques en général, et celles de Luchon en particulier, constituent un criterium infaillible de l'existence des syphilis latentes.

» Elles ont une action révélatrice incontestable qui permet d'affirmer, après un traitement très complet par ces eaux, si la guérison de la maladie est radicale ou non.

» Ces eaux en effet font paraître à la peau les manifestations latentes ou cachées de la syphilis constitutionnelle, par ce seul fait qu'étant excitantes elles produisent une superactivité de l'appareil tégumentaire.

» Elles sont, on peut le dire, une excellente pierre de touche de la syphilis : appelant au dehors le virus syphilitique profondément caché dans nos tissus et démasquant en un mot ces syphilis cachées, endormies qui se manifestent alors par des signes bien tranchés et caractéristiques.

» *On pourra considérer comme guéri tout individu entaché du virus syphilitique qui, soumis à l'action des eaux sulfureuses pendant un certain temps, vingt à trente jours, n'aura rien vu apparaître.* »

D'après ce que j'ai dit de l'action des eaux minérales dans le traitement de la syphilis, il est facile de déterminer quelles sont les stations qui, indépendamment de Bagnères-de-Luchon, pourront être conseillées avec avantage.

Je me contenterai de citer entre autres : Cauterets, Barèges, Allevard, Aix en Savoie, Schinznach, etc.

C'est du reste au médecin traitant qu'il appartient de choisir la station eu égard aux indications de la maladie : lui seul est compétent en la question.

Il pourra donc à l'occasion, s'il le juge convenable, prescrire les eaux salines, telles que : Balaruc, Bourbonne, Louèche, etc., ou les eaux bromo-iodurées, telles que : Challes, Kreutznach, etc., ou enfin les bains de mer.

6° D'UN MOYEN DE FAIRE AVORTER LA SYPHILIS LORSQUE LE CHANCRE NE DATE QUE DE QUELQUES JOURS

L'idée de *détruire la vérole dans son germe* n'est pas nouvelle. Elle a été défendue par Ricord avec beaucoup de talent. Je citerai à ce sujet l'opinion de cet illustre maître, qui a bien défini les principes en vertu desquels on peut espérer faire *avorter* la maladie. Nous verrons que si les résultats pratiques obtenus par lui ont été souvent illusoires ou nuls, c'est parce que la cautérisation du chancre, qu'il considérait comme le meilleur moyen de neutraliser le virus syphilitique, est loin de posséder la puissance d'action qu'il lui attribuait.

« Le chancre, dit Ricord dans ses *Leçons sur le chancre*, qu'elle qu'en soit la nature, n'est jamais en naissant qu'une *lésion locale*. Alors même qu'il doit infecter, son influence est primitivement bornée à la région qu'il affecte. L'infection générale n'est pas, comme je l'ai dit tant de fois, un résultat immédiat et instantané; c'est un accident consécutif au développement du chancre et qui demande un certain temps pour se produire. Eh bien, que ne profitez-vous de cet intervalle qui sépare l'apparition du chancre du moment où naît l'infection pour éteindre le foyer d'où elle va surgir? Pourquoi ne pas faire ici ce que tout le monde est d'accord de faire lorsqu'il s'agit de la piqûre de la vipère ou de la morsure d'un chien enragé, c'est-à-dire, détruire l'accident local le plus tôt possible, afin de prévenir l'absorption et les phénomènes consécutifs? Si la cautérisation du chancre simple présente tant d'avantages en faisant d'une ulcération spécifique une plaie simple et dépourvue de toute virulence, jugez quel bénéfice vous pourrez en attendre, lorsque, détruisant un chancre qui va s'indurer, vous tarirez du même coup la source d'une infection constitutionnelle !

» Sans doute l'époque précise à laquelle se fait l'infection, c'est-à-dire le transport du virus dans l'économie, nous a échappé jusqu'à ce jour et demeurera sans doute longtemps inconnue. Mais il est un fait pratique, d'observation rigoureuse, qui peut jusqu'à un certain point nous consoler de notre ignorance à ce sujet. C'est le suivant : de tous les chancres que j'ai vu cautériser ou que j'ai cautérisés moi-même *du premier au quatrième jour de la contagion*, AUCUN *n'a été suivi des symptômes propres à l'infection constitutionnelle.* Il semblerait donc résulter de là que dans les quatre premiers jours qui suivent la contagion, la graine syphilitique n'a point encore poussé de racines dans l'économie, et que, si vous arrivez à temps pour la détruire, vous prévenez à coup sûr l'intoxication générale, *vous tuez la vérole dans son germe.* »

Hâtons-nous de dire que les résultats annoncés par Ricord ne sont pas dans la pratique journalière aussi brillants qu'on pourrait l'espérer après une affirmation si précise.

Dans certains cas, il est vrai, une cautérisation très énergique pratiquée dès l'apparition du chancre pourra neutraliser le virus et faire avorter la maladie ; mais c'est un fait exceptionnel.

La cautérisation a une action beaucoup trop limitée pour éteindre toujours le principe virulent qui, bien que localisé au chancre, ne reste pas à la superficie des tissus, mais pénètre à une certaine profondeur que le cautère ou les caustiques n'atteindront pas dans la majorité des cas.

Ricord avait si bien compris ce danger, qu'il a conseillé, lorsque la chose est possible, de faire l'*excision* du chancre. Il est certain que que lorsqu'on peut, au début, exciser totalement le chancre et une partie assez étendue des tissus sur lesquels il repose, on a presque la certitude de prévenir l'infection. De nombreux exemples le prouvent.

Mais ce moyen est peu pratique, attendu que, hormis les cas où le chancre siège sur les petites lèvres, sur l'extrémité du prépuce, etc., il est le plus souvent impossible de faire l'excision.

En somme, la cautérisation du chancre en tant que moyen prophylactique est un peu tombée en désuétude. Cette méthode produit des effets si irréguliers et trompe si souvent les prévisions, qu'on ne lui accorde qu'une faible confiance. Si les médecins cautérisent toujours le chancre, c'est surtout dans un but curatif, et la preuve en est dans le caustique employé. Le crayon de nitrate d'argent, comme tout le monde le sait, n'agit que superficiellement. Or, pour espérer un résultat, il faudrait employer soit le fer rouge soit la potasse caustique, soit le chlorure de zinc, enfin un agent capable de désorganiser profondément les tissus.

Quoi qu'il en soit, Ricord a le mérite d'avoir reconnu la localisation du virus pendant les premiers jours et d'être arrivé par le raisonnement à conclure à la possibilité de prévenir l'infection en neutralisant le virus.

Il n'a pas atteint le but, il est vrai, en recommandant la cautérisation, au lieu de recourir à un procédé dont l'efficacité paraît autrement énergique et précise. Ce procédé est celui de l'*électrolyse*.

Voici en quoi il consiste :

On sait que tous les virus sont décomposables et qu'il suffit, pour leur enlever leurs propriétés infectieuses, de les rendre soit alcalins, soit acides.

C'est la pile qui, grâce à sa puissance de décomposition électro-chimique, permet de prévenir l'évolution de la syphilis en neutralisant le virus alors qu'il est encore localisé dans le chancre.

Il suffit d'appliquer sur l'érosion chancreuse le pôle positif pour rendre acides les liquides en contact avec l'électrode.

Si l'on prolonge l'électrisation assez longtemps, l'action du courant atteindra les régions profondes et neutralisera le virus dans le cas où il tendrait déjà à se disséminer.

Ma statistique ne portant jusqu'à ce jour que sur un nombre assez restreint de faits, il m'est difficile d'affirmer d'une façon positive la valeur réelle de cette méthode de neutralisation électro-chimique.

Cependant les succès que j'ai obtenus dans quelques cas de chancres électrisés avant l'apparition de l'induration me permettent de croire que cette nouvelle thérapeutique est appelée à rendre des services.

Pour éviter toute erreur de diagnostic, j'ai pratiqué l'inoculation sur le malade lui-même avant de traiter le chancre. Les résultats de cette inoculation ayant été négatifs et, malgré les caractères infectants du chancre, l'évolution syphilitique ne s'étant pas produite, je suis en droit de conclure à l'efficacité du traitement.

On peut employer soit les courants constants, soit les courants d'induction.

Les premiers ont l'avantage de jouir de propriétés électrolytiques beaucoup plus actives que les seconds ; mais en revanche leur application exige une surveillance très minutieuse, car ils produisent rapidement des escarres profondes.

Aussi je donne la préférence aux courants d'induction, dont l'action est plus lente, mais offre moins de dangers.

De même que pour la cautérisation, que l'on peut employer du reste concurremment avec l'électrolysation, le succès n'est probable que si le traitement est institué peu de temps après l'apparition du chancre. Dans le cas où on constaterait de l'induration de la base du chancre et surtout l'engorgement des ganglions voisins, toute tentative de prophylaxie serait vaine, puisque l'infection virulente aurait déjà commencé à se généraliser.

7° DES MOYENS D'ÉVITER LA CONTAGION DE LA SYPHILIS.

La prophylaxie de la syphilis doit être envisagée au point de vue général et privé.

Prophylaxie générale.

C'est par une surveillance active et une sage réglementation de la prostitution que l'on peut espérer prévenir la transmission des maladies vénériennes.

Le régime actuel sous lequel vivent les prostituées offre de nombreux *desiderata*.

Je me contenterai de signaler les deux principaux :

1° *La prostitution clandestine n'est pas assez énergiquement combattue.*

2° *Le raccrochage devrait être formellement interdit.*

La prostitution clandestine est le foyer des maladies vénériennes.

« Les femmes qui l'exercent, dit Lecour, forment à Paris la majorité du personnel de la prostitution.

» On en compte environ 40 000. Elles sont partout, dans les cafés-concerts, les théâtres, les bals. On les rencontre dans les établissements publics, les gares de chemin de fer et même en wagon. Il y en a sur toutes les promenades, aux devantures de la plupart des cafés. Jusqu'à une heure avancée de la nuit, elles circulent nombreuses sur les plus beaux boulevards, au grand scandale du public, etc. »

Or la statistique indique qu'il y a parmi ces prostituées 1 malade sur 3.

En songeant au nombre si considérable des insoumises (40 000) qui chaque jour se livrent à la prostitution et transmettent presque fatalement des maladies vénériennes, on se demande avec raison quels sont les services rendus à la santé publique par la surveillance administrative.

Ces services sont illusoires.

On compte à Paris 4327 femmes surveillées, c'est-à-dire soumises à des visites médicales régulières qui ont pour but de constater si elles sont atteintes d'affections contagieuses; auquel cas on leur interdit de se prostituer jusqu'au moment de leur parfaite guérison.

C'est ainsi que ces prostituées, qui comprennent les femmes en maisons et les femmes en cartes, offrent de sérieuses garanties pour la santé publique.

Parmi elles il n'y a qu'une malade sur 63. Mais à quoi sert-il de surveiller 4327 femmes, lorsque 40 000, dont un tiers est malade, continuent à propager les maladies vénériennes?

Et ces dernières sont d'autant plus dangereuses pour la santé publique qu'on les recherche de préférence aux autres.

La diminution progressive du nombre des maisons de tolérance l'indique clairement. On en comptait 235 à Paris en 1843. Aujourd'hui il n'y en a plus que 135.

De grandes réformes sont donc nécessaires pour remédier aux dangers de la prostitution clandestine.

Sans vouloir tracer un programme de législation au sujet de la prostitution, je me contenterai de signaler deux mesures administratives dont l'efficacité serait incontestable.

1° LA PROHIBITION DU RACCROCHAGE.

Le raccrochage est un usage immoral et surtout dangereux en ce sens qu'il constitue une excitation perpétuelle à la débauche.

Combien de jeunes gens ou d'hommes vertueux sont victimes en quelque sorte involontaires de la prostitution clandestine, parce que le soir ils ont été sollicités, assaillis par des femmes qui connaissent et emploient tous les procédés de séduction! Ne sont-ils pas en droit de reprocher à l'administration municipale de ne pas sauvegarder comme elle le devrait la morale et la santé publiques, lorsqu'elle autorise sur les grandes voies ces exhibitions de nudités provocantes, ces gestes obscènes, ces sollicitations éhontées, ce raccrochage enfin qui interdit aux familles honnêtes l'accès des boulevards et expose à des tentations malsaines auxquelles il n'est pas toujours facile de résister.

Le jour où le raccrochage serait aboli, la prostitution clandestine diminuerait sensiblement, car c'est son principal moyen d'existence.

2° UNE SANCTION PÉNALE SÉVÈRE ÉDICTÉE CONTRE TOUTE FEMME CONVAINCUE DE PROSTITUTION ET ATTEINTE D'UNE AFFECTION CONTAGIEUSE.

Combien de femmes hésiteraient à se prostituer, si elles savaient qu'en transmettant une maladie vénérienne elles s'exposent à un emprisonnement et à l'inscription sur les registres de la prostitution?

Cette mesure, dira-t-on, est difficile à appliquer.

C'est une erreur, puisqu'elle est actuellement mise en pratique : seulement elle n'est pas assez *généralisée*. « Or, comme le dit le docteur Mougeot, nous tenons pour les plus grandes rigueurs administratives vis-à-vis de tout ce qui touche plus ou moins à la prostitution clandestine. Toute cette catégorie appartient, selon nous, aux établissements insalubres et doit en subir la réglementation. Ici nulle exception, dussent ces rigueurs s'étendre jusqu'à ces hétaïres qui, loin de faire de la prostitution clandestine, affichent par tous les moyens possibles ce qu'elles sont, et vont jusqu'à mettre à l'encan, dans les clubs, la clé de leur alcôve. »

Pourquoi, comme le dit encore le docteur Garin, tant ménager cette classe de femmes, ostensiblement entretenues, dont la porte presque ouverte à tout venant a pour ainsi dire une clé banale en circulation? Pourquoi ces filles de joie, qui ne sont après tout que la bohème plus ou moins fringante de la prostitution, ont-elles le droit de ruiner impunément non seulement la santé, mais les mœurs et la fortune de la jeunesse dorée de notre temps? Pourquoi ces Laïs et ces Phryné de notre âge, à qui leurs exploits font un nom et dont le scandale fait toute la gloire, peuvent-elles sans crainte étaler sur les premiers bancs de nos spectacles et de nos fêtes leurs extravagantes toilettes et leurs allures tapageuses, comme un effronté défi au luxe décent de nos femmes, comme une provocation ouverte au libertinage de nos fils? Est-ce que l'honnêteté aurait quelque chose à perdre à voir ces Lesbiennes de rencontre chassées de nos lieux de plaisirs? Est-ce que la santé publique n'aurait rien à gagner à les savoir sévèrement astreintes aux mesures d'hygiène devant lesquelles se courbent les courtisanes, moins bien chaperonnées, il est vrai, mais non pas plus dangereuses?

Prophylaxie privée.

Elle comporte un certain nombre de moyens hygiéniques que je vais passer en revue.

La propreté habituelle est une des meilleures conditions de l'hygiène intime : « ... Si les femmes étaient plus propres, dit avec raison Ricord, les maladies vénériennes dans leur ensemble seraient moins communes. »

Avant les rapports sexuels, la femme doit donc toujours faire une lotion des organes et une injection profonde, soit avec l'eau fraîche soit mieux encore avec une solution légèrement astringente.

L'homme, en revanche, doit avant le coït s'abstenir de tout lavage. La sécrétion graisseuse (smegma) et les mucosités qui recouvrent la verge la protègent, facilitent les frottements et, en entretenant la souplesse de la muqueuse, préviennent les déchirures et les érosions.

Il est toujours dangereux de se livrer au coït lorsqu'il existe sur les parties sexuelles une érosion, une éraillure, si petites qu'elles soient... « Remettez la partie à un autre jour, dit Langlebert : ce sont là autant de portes ouvertes à la contagion, attendez qu'elles soient fermées. »

Le petit sachet de baudruche ou de caoutchouc dans lequel on renferme la verge et que l'on désigne sous les noms de *condom*, *capote anglaise, préservatif*, etc., ne doit inspirer qu'une médiocre confiance.

C'est, suivant la définition d'une femme d'esprit bien connue : *une cuirasse contre le plaisir et une toile d'araignée contre le danger*. Car il n'a jamais les qualités de solidité que l'on peut espérer. S'il est un intermédiaire efficace contre la blennorrhagie, il ne préserve qu'imparfaitement de la contagion syphilitique. Et je partage l'avis de Ricord lorsqu'il compare cet instrument à *un mauvais parapluie que la tempête peut crever ou déplacer, et qui, dans tous les cas garantissant assez mal de l'orage, n'empêche pas les pieds de se mouiller*. C'est ainsi qu'il est fréquent d'observer des chancres à la racine de la verge, sur le pubis, sur le scrotum, c'est-à-dire sur les parties qui, n'étant pas recouvertes par la baudruche, se sont trouvées en contact avec les lésions syphilitiques, chancres ou plaques muqueuses, siégeant sur les grandes lèvres, comme cela arrive si souvent.

Une précaution utile avant le coït consiste à pratiquer une *onction* sur la verge avec un corps gras quelconque, axonge, cold-cream, etc.

Ces substances imperméables aux liquides forment au pénis une enveloppe protectrice, et leur utilité est si manifeste qu'en Belgique, où l'administration se préoccupe vivement de tout ce qui touche à l'hygiène publique, on trouve dans toutes les maisons de débauche un flacon rempli d'huile destinée à l'usage dont il s'agit.

Il est prudent de ne pas rechercher les rapports sexuels après des libations copieuses: les excès de table augmentent souvent les désirs, il est vrai, mais ne contribuent pas à les satisfaire rapidement, et, on le sait, un coït trop prolongé irrite les organes et prédispose à la contagion des maladies vénériennes.

Il n'est pas hygiénique non plus de faire de trop nombreux sacrifices sur l'autel de Vénus dans une seule séance : « Fonctionner à plusieurs reprises est permis, écrit Diday, mais il est prudent d'y mettre une limite. Cette limite que la raison dicte, la peur de la contagion doit parfois la rapprocher encore. »

On doit donc, autant que faire se peut, hâter le coït, ou du moins ne pas le prolonger, si l'on a la moindre crainte de contagion. « L'amour prudent, a dit spirituellement Langlebert, doit être alerte et égoïste... Point de pause, de retard volontaire. Concluez au plus vite... »

Après les rapports sexuels, les précautions doivent être promptes et minutieuses.

On devra immédiatement uriner. C'est une

excellente pratique, parce que le liquide en parcourant le canal entraîne avec lui la matière contagieuse qui peut s'être introduite dans l'urèthre.

Puis on doit faire avec le plus grand soin des *lotions* sur toutes les parties qui ont été exposées à la contagion.

On se servira pour ces lotions d'eau fraîche additionnée d'un vinaigre quelconque (vinaigre de toilette aromatique, de Bully, des Quatre-Voleurs, de table, etc.).

A défaut de vinaigre on emploierait une forte solution de savon.

L'utilité du vinaigre a été signalée il y a longtemps.

En 1290 Lanfranc conseillait déjà, après l'acte, de laver la verge avec l'eau vinaigrée : *Si quis vult membrum ab omni corruptione servare, cum recedit a muliere quam habet suspectam de immundicitiâ, lavet illud cum aqua aceto mixta.*

Ce moyen prophylactique, qui ne manque pas d'une certaine efficacité, a sur tous les autres l'avantage d'être pratique. Il est rare que l'on ne découvre pas un flacon de vinaigre aromatique sur la toilette d'une femme. Il est au contraire fort difficile de faire usage d'une préparation pharmaceutique, en supposant même qu'on ait songé à s'en munir. Le plus souvent on sera retenu par un sentiment de pudeur ou par la crainte de blesser l'amour-propre de la femme.

On a en effet préconisé certains médicaments et on leur a attribué des propriétés préservatrices.

Ainsi Langlebert conseille l'emploi de la solution suivante :

```
Alcool rectifié à 95°..........   40 grammes.
Savon mou de potasse.......   40     —
Faites dissoudre, filtrez et
   ajoutez huile essentielle de
   citron rectifiée...........   20     —
```

Rodet de Lyon vante le mélange de :

```
Eau distillée ...........       32 grammes.
Perchlorure de fer....... aa. ⎞
Acide citrique..........      ⎬  4    —
Acide chlorhydrique......     ⎠
```

Il existe encore un grand nombre de formules analogues. Je ne les citerai pas, car je me hâte de déclarer qu'il n'y en a pas une seule qui jouisse de propriétés préservatrices réelles.

Ces préparations ne mettent nullement à l'abri de la contagion et ont le grave inconvénient d'inspirer une sécurité qui n'est pas fondée et fait souvent oublier les préceptes de la prudence.

En résumé, on doit accorder très peu de confiance à tous les moyens vantés contre la contagion des maladies vénériennes. Le plus sage est d'éviter toute relation avec les femmes chez lesquelles une éruption cutanée, une altération de la voix, un teint maladif peuvent faire soupçonner une affection syphilitique, et de s'adresser de préférence à la prostitution surveillée (maisons de tolérance ou femmes en cartes), qui offre de sérieuses garanties contre la transmission de la syphilis.

FIN.

TABLE DES MATIÈRES

TROISIÈME PARTIE

Traitement.

FIN DE LA TABLE DES MATIÈRES.

PARIS. — IMPRIMERIE ÉMILE MARTINET, RUE MIGNON, 2.

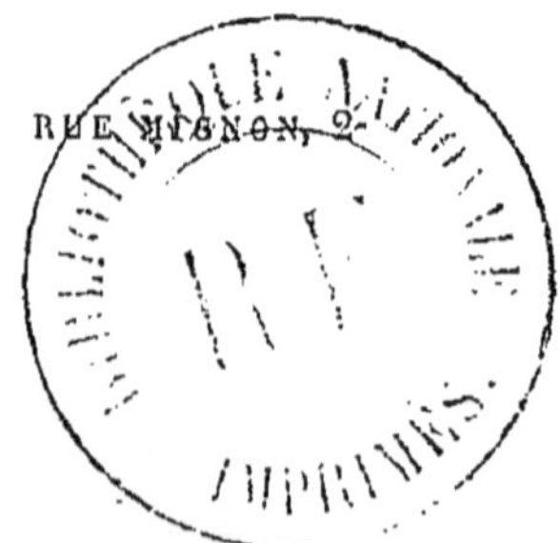

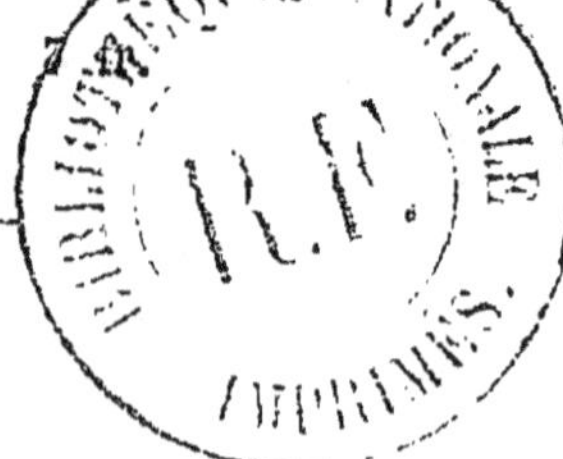

Bulletin mensuel. — N° 222.

LIBRAIRIE J.-B. BAILLIÈRE et FILS

Rue Hautefeuille, 19, près du boulevard Saint-Germain, à Paris

MARS 1880

DERNIÈRES NOUVEAUTÉS

LEÇONS D'ANATOMIE GÉNÉRALE FAITES AU COLLÈGE DE FRANCE, par le professeur Ranvier. Appareils nerveux terminaux des muscles de la vie organique : cœur sanguin, cœurs lymphatiques, œsophage, muscles lisses. Leçons recueillies par MM. Weber et Lataste. 1880, in-8°, 530 pages avec figures et tracés. . . . . 10 fr.

LES ORGANES DES SENS DANS LA SÉRIE ANIMALE, leçons d'anatomie et de physiologie comparées faites à la Sorbonne par Joannès Chatin, maître de conférences à la Faculté des sciences de Paris, professeur agrégé à l'École de pharmacie. 1880, in-8° avec 136 figures dans le texte . . . . 12 fr.

COURS DE THÉRAPEUTIQUE professé à la Faculté de médecine par A. Gubler, professeur à la Faculté de médecine de Paris, médecin de l'hôpital Beaujon, membre de l'Académie de médecine. 1 vol. in-8 de 600 pages . . . . 9 fr.

Le cours de thérapeutique professé à la Faculté de médecine par M. Gubler n'a rien de commun avec les *Leçons de thérapeutique* publiées par un de ses élèves.

HISTOIRE DE LA ZOOLOGIE, depuis l'antiquité jusqu'au xixe siècle, traduite par Hagenmuller, et annotée par A. Schneider, professeur à la Faculté de Poitiers. 1880, in-8, 624 pages. . . . . 15 fr.

ATLAS DE LA DISTRIBUTION GÉOGRAPHIQUE DES PRINCIPALES MALADIES, dans ses rapports avec les climats par H. C. Lombard. In-4° de vingt-cinq cartes imprimées en couleurs. 12 fr.

NOUVEAUX ÉLÉMENTS DE PATHOLOGIE ET DE CLINIQUE MÉDICALES par A. Laveran, profes. agrégé à l'École de médecine militaire du Val-de-Grâce, et J. Teissier, profes. agrégé à la Faculté de médecine de Lyon. 2 vol. petit in-8 avec fig. intercalées dans le texte. . 15 fr.

LE CORPS HUMAIN, STRUCTURE ET FONCTIONS, FORMES EXTÉRIEURES, RÉGIONS ANATOMIQUES, SITUATION, RAPPORTS ET USAGES DES APPAREILS ET ORGANES QUI CONCOURENT AU MÉCANISME DE LA VIE, démontrés à l'aide de planches coloriées, découpées et superposées. Dessins d'après nature par Edouard Cuyer, lauréat de l'École des beaux-arts. Texte par G. A. Kuhff, docteur en médecine, préparateur au laboratoire d'anthropologie de l'École des Hautes Études. 1 vol. grand in-8 de 314 et 56 pages de texte avec atlas de 27 planches coloriées. Ouvrage complet, cartonné en 2 vol. . 75 fr.

Séparément : *Le corps humain*, 25 pl. . . . . 70 fr.
Les organes génitaux de l'homme et de la femme. Gr. in-8 de 56 pages de texte avec 56 figures et 2 planches coloriées. 7 fr. 50

NOUVEAU DICTIONNAIRE
DE
MÉDECINE ET DE CHIRURGIE
PRATIQUES
ILLUSTRÉ DE FIGURES INTERCALÉES DANS LE TEXTE
RÉDIGÉ PAR

ANGER, BARRALLIER, BERNUTZ, P. BERT,
CHATIN, CUSCO, DELORME, DESNOS, A. DESPRÉS,
D'REILLY, DIEULAFOY, M. DUVAL, FERNET, Alf. FOURNIER,
Ach. FOVILLE, T. GALLARD, GOSSELIN, Alph. GUÉRIN,
HALLOPEAU, HÉRAUD, HERRGOTT, HEURTAUX, JACCOUD,
JACQUEMET, KŒBERLÉ, LABADIE-LAGRAVE,
LANNELONGUE, LE DENTU, LÉPINE, Just LUCAS CHAMPIONNIÈRE,
LUNIER, LUTON, MARDUEL, MAURIAC, MERLIN, MOLLIÈRE,
ORÉ, PANAS, PROUST, PRUNIER, M. RAYNAUD, RICHET, Ph. RICORD,
A. RIGAL, Jules ROCHARD, SAINT-GERMAIN,
Germain SÉE, Jules SIMON, SIREDEY, STOLTZ, I. STRAUS,
S. TARNIER, VILLEJEAN, A. VOISIN.
Directeur de la rédaction : le Dr JACCOUD.

Son titre suffit à indiquer à la fois son but, son esprit.

Son but. C'est de rendre service à tous les praticiens qui ne peuvent se livrer à de longues recherches faute de temps ou faute de livres, et qui ont besoin de trouver réunis et comme élaborés tous les faits qu'il leur importe de connaître bien ; c'est de leur offrir une grande quantité de matières sous un petit volume, et non pas seulement des définitions et des indications précises comme en présente le *Dictionnaire de Littré et Robin*, mais une exposition, une description détaillée et proportionnée à la nature du sujet et à son rang légitime dans l'ensemble et la subordination des matières.

Son esprit. Le *Nouveau Dictionnaire* ne sera pas une compilation des travaux anciens et modernes ; ce sera une analyse des travaux des maîtres français et étrangers, empreinte d'un esprit de critique éclairé et élevé ; ce sera souvent un livre neuf par la publication de matériaux inédits qui, mis en œuvre par des hommes spéciaux, ajouteront une certaine originalité à la valeur encyclopédique de l'ouvrage ; enfin ce sera surtout un livre pratique.

CONDITIONS DE LA SOUSCRIPTION

Le *Nouveau Dictionnaire de médecine et de chirurgie pratiques*, illustré de figures intercalées dans le texte, se composera d'environ 35 volumes grand in-8 cavalier de 800 pages.

Prix de chaque vol. de 800 pages, avec fig. intercalées dans le texte.   10 fr.

Les Tomes I à XXVIII *complets* sont en vente. Il sera publié trois volumes par an.

Les volumes seront envoyés *franco* par la poste aussitôt leur publication aux souscripteurs des départements, sans augmentation sur le prix fixé.

On souscrit chez J.-B. BAILLIÈRE ET FILS, et chez tous les libraires des départements et de l'étranger.

LISTE DES AUTEURS

DU NOUVEAU DICTIONNAIRE DE MÉDECINE ET DE CHIRURGIE PRATIQUES

ANGER (Benj.), chirurgien des hôpitaux.
BARRALLIER, professeur à l'École de médecine navale de Toulon.
BERT (P.), professeur de physiologie à la Faculté des sciences de Paris.
CHATIN (Joannès), professeur agrégé à l'École de pharmacie.
CUSCO, chirurgien de l'hôpital Lariboisière.
DELORME, professeur agrégé à l'Ecole du Val-de-Grâce.
DESNOS, médecin des hôpitaux de Paris.
DESPRÉS (A.), professeur agrégé de la Faculté de médecine, chirurgien des hôpitaux.
D'HEILLY, médecin des hôpitaux.
DIEULAFOY (G.), médecin des hôpitaux, professeur agrégé de la Faculté de médecine.
DUVAL (M.), professeur agrégé à la Faculté de médecine de Paris.
FERNET (Ch.), professeur agrégé à la Faculté de médecine, médecin des hôpitaux.
FOURNIER (Alfred), professeur à la Faculté, médecin des hôpitaux de Paris,
FOVILLE (Ach.), directeur de l'Asile des aliénés de Quatre-Mares.
GALLARD (T.), médecin de l'hôpital de la Pitié.
GOSSELIN, professeur à la Faculté de médecine de Paris, chirurgien de la Charité
GUÉRIN (Alphonse), chirurgien de l'hôpital Saint-Louis.
HALLOPEAU, médecin des hôpitaux, professeur agrégé à la Faculté de médecine.
HARDY (A.), professeur à la Faculté de Paris, médecin de l'hôpital Saint-Louis.
HERAUD, professeur de l'Ecole de médecine navale à Toulon.
HERRGOTT, professeur à la Faculté de médecine de Nancy.
HEURTAUX, professeur à l'Ecole de médecine de Nantes.
JACCOUD, professeur agrégé à la Faculté de médecine, médecin des hôpitaux de Paris.
JACQUEMET, professeur agrégé à la Faculté de médecine de Montpellier.
KŒBERLÉ, professeur agrégé à la Faculté de médecine de Strasbourg.
LABADIE-LAGRAVE, médecin des hôpitaux.
LANNELONGUE, professeur agrégé de la Faculté de médecine, chirurgien des hôpitaux
LE DENTU, professeur agrégé de la Faculté de médecine.
LÉPINE, professeur à la Faculté de médecine de Lyon.
LUCAS CHAMPIONNIÈRE (Just), chirurgien des hôpitaux.
LUNIER, inspecteur général des établissements d'aliénés.
LUTON, professeur à l'Ecole de médecine de Reims.
MARDUEL, professeur à la Faculté de médecine de Lyon.
MAURIAC, médecin des hôpitaux.
MERLIN, professeur à l'École de médecine navale de Toulon.
MOLLIÈRE (Humbert), médecin des hôpitaux de Lyon.
ORÉ, professeur à l'École de médecine de Bordeaux.
PANAS, professeur agrégé à la Faculté de médecine, chirurgien des hôpitaux.
PROUST. médecin des hôpitaux.
PRUNIER, pharmacien des hôpitaux.
RAYNAUD (Maurice), médecin des hôpitaux, agrégé à la Faculté de médecine.
RICHET, professeur à la Faculté de Paris, chirurgien de l'Hôtel-Dieu.
RIGAL (A.), professeur agrégé à la Faculté de médecine.
ROCHARD (Jules), inspecteur du service de santé de la marine.
SAINT-GERMAIN, chirurgien des hôpitaux.
SÉE (Germain), professeur à la Faculté de médecine, médecin de la Charité.
SIREDEY, médecin des hôpitaux.
STOLTZ, professeur d'accouchements à la Faculté de médecine de Strasbourg.
STRAUS (I.), médecin des hôpitaux, agrégé à la Faculté de médecine.
TARNIER (S.), professeur agrégé à la Faculté de Paris, chirurgien des hôpitaux.
VILLEJEAN, pharmacien des hôpitaux.
VOISIN (Auguste), médecin de la Salpêtrière.

PRINCIPAUX ARTICLES
DES VINGT-NEUF PREMIERS VOLUMES

TOME PREMIER (812 pages avec 36 figures). INTRODUCTION, M. Jaccoud. — ABDOMEN, MM. Denucé, Bernutz. — ABSORPTION, M. Bert. — ACCOUCHEMENTS, MM. Stoltz, Lorain. — AGONIE, M. Jaccoud. — ALBUMINURIE, M. Jaccoud.

TOME II (800 pages avec 60 figures). ANÉVRYSMES, M. Richet. — ANGINE DE POITRINE, M. Jaccoud. — ANUS, MM. GOSSELIN, GIRALDÈS, LAUGIER.

TOME III (824 pages avec 75 figures). APHRODISIAQUES, M. Ricord. — ARTÈRES, Nélaton, M. Raynaud. — ASTHME, M. G. Sée. — ATAXIE LOCOMOTRICE, M. Trousseau.

TOME IV (800 pages avec 80 figures). AUSCULTATION, M. Luton. — BEC-DE-LIÈVRE, M. Demarquay.

TOME V (812 pages avec 60 figures). BILE, M. Jaccoud. — BLENNORRHAGIE, M. A. Fournier. — BRONZÉE (Maladie), M. Jaccoud. — BUBON, M. A. Fournier.

TOME VI (832 pages avec 175 figures). CANCER, CANCROIDE, M. Heurtaux. — CAROTIDES, M. Richet. — CÉSARIENNE (Opération), M. Stoltz. — CHALEUR, MM. Buignet, Bert et Hirtz.

TOME VII (775 pages avec 93 figures). CHAMPIGNONS, MM. Marchand et Roussin. — CHANCRE, M. Fournier. — CHOLÉRA, MM. Desnos, Lorain et Gombault. — CIRCULATION, M. Luton.

TOME VIII (802 pages avec 81 figures). CLAVICULE, MM. Richet et Després. — CLIMAT, M. Rochard. — CŒUR, MM. Luton, Maurice Raynaud. — COMMOTION, M. Laugier.

TOME IX (820 pages avec 84 figures). CONJONCTIVE, M. Gosselin. — COUDE, M. Denucé.

TOME X (780 pages avec 122 figures). COXALGIE, M. Valette. — CROUP, M. Simon. — CRURAL, M. Gosselin. — DARTRE, M. Hardy.

TOME XI (796 pages avec 49 figures). DENT, M. Sarrazin. — DIABÈTE, M. Jaccoud. — DIGESTION, M. Bert. — DYSENTERIE, M. Barralier.

TOME XII (820 pages avec 110 figures). EAU, EAUX MINÉRALES, MM. Buignet, Verjon et Tardieu. — ÉLECTRICITÉ, MM. Buignet et Jaccoud.

TOME XIII (800 pages avec 80 figures). ENCÉPHALE, MM. Laugier et Jaccoud. — ENDOCARDE, M. Jaccoud. — ENTOZOAIRES, MM. L. Vaillant et Luton.

TOME XIV (780 pages avec 68 figures). ÉRYSIPÈLE, MM. Raynaud et Gosselin. — FACE, M. L. Ledentu et Gintrac. — FER, MM. Buignet et Hirtz. — FIÈVRE, M. Hirtz.

TOME XV (786 pages avec 121 figures). FOIE, M. J. Simon. — FOLIE, MM. Foville, Tardieu, et Lunier. — FRACTURE, M. Valette. — FORCEPS, M. Tarnier.

TOME XVI (754 pages avec 41 figures).

GENOU.. . . . . PANAS.	GLAUCOME.. . . . . . Cusco et ABADIE.
GÉOGRAPHIE MÉDICALE. H. REY.	GOITRE. . . . . LUTON.

TOME XVII (800 pages avec 99 figures).

GROSSESSE.. . . . . . STOLTZ.	HERNIE. . . . . LEDENTU.
HÉRÉDITÉ. . . . . . . A. VOISIN.	HISTOLOGIE. . . . . . DUVAL.

TOME XVIII (844 pages avec 44 figures).

HYDROTHÉRAPIE. . . . BENI-BARDE.	INFANTICIDE.. . . . . TARDIEU.
ICTÈRE. . . . . JULES SIMON.	INFLAMMATION. . . . HEURTAUX.

TOME XIX (776 pages avec 101 figures).

INOCULATION. . . . . A. FOURNIER.	INTESTIN. . . . . . . LUTON et DESPRÉS.
INTERMITTENTE (fièvre) HIRTZ.	JAMBE. . . . . PONCET et CHAUVEL.

TOME XX (800 pages avec 100 figures).

LEUCOCYTHÉMIE.. . . . JACCOUD.	LITHOTRITIE.. . . . . DEMARQUAY.
LEUCORRHÉE. . . . . STOLTZ.	LUXATIONS. . . . . . VALETTE.

TOME XXI (800 pages avec 80 figures).

LYMPHATIQUE.. . Ledentu et Longuet. | MAIN. . . . . Ledentu et Duval.
MACHOIRES. . . . . . . A. Després. | MALADIE. . . . . M. Raynaud.

TOME XXII (817 pages, avec 32 figures).

MÉNINGES.. Jaccoud et Labadie-Lagrave. | MICROSCOPE. . . . . M. Duval.
MENSTRUATION. . . . . Stoltz. | MOELLE ÉPINIÈRE. . Hallopeau, Oré
                                 et Poinsot.

TOME XXIII (800 pages avec figures).

MONSTRUOSITÉ. . . . R. Verneau. | MUSCLE . . M. Duval et Straus.
MORT. . . . Dieulafoy et Tardieu. | NERFS. . . . . M. Duval et Labadie.

TOME XXIV (726 pages avec 124 figures).

NEZ. . . . . Poinset et Després. | ŒSOPHAGE. . . . . Luton.
NUTRITION. . . . . Duval. | ONANISME. . . . , ... Mauriac.
ŒIL. . . . . Gosselin et Longuet. |

TOME XXV (774 pages avec 167 figures.)

OREILLE. . . . . . Poinsot et Després. | PAEDIATRIE. . . . . D'Heilly.
ORTHOPÉDIE. . . . . Panas. | PALAIS (voile du).. . . . . . . Marduel.
OS. . . . . Merlin et Gosselin. | PANCRÉAS. . . . . Mollière.
OUIE. . . . . Mathias Duval. | PANSEMENT. . . . . J. Rochard.
OVAIRES. . . . . . . Duval et Kœberlé. |

TOME XXVI.

PARALYSIES . . . . H. Mollière. | PELLAGRE. . . . . Gintrac.
PARALYSIE GÉNÉRALE. A. Foville fils. | PENIS. . . . . Merlin et Voelker.
PARASITES (anim. et végétaux). J. Chatin. | PERCUSSION. . . . . Luton.
PAROTIDE. . . . Schwartz et Delorme. | PÉRICARDE. . . . . Raynaud.
PAUPIÈRES. . . , ... Panas. | PÉRINÉE. . . . . Marduel.
PEAU. . . . . Richet, Cuffer et Hardy. | PÉRITONITE. . . . . Siredey et Danlos.

TOME XXVII.

PESSAIRE. . . . . Gallard et Leblond. | PHLEGMON . . . . Ledentu.
PESTE. . . . . Proust. | PHOSPHORE . . . . . . G. Bergeron.
PHAGÉDÉNISME. . . . . . A. Fournier. | PHTHISIE. . . . . Hanot.
PHARYNX. . . . . Marduel. | PIED. . . . . Delorme.

TOME XXVIII.

PILEUX (Système). . . . . Ory. | PLÈVRE . . . . Fernet.
PITYRIASIS. . . . . Hardy. | PLOMB. . . . . Manouvriez.
PLACENTA. . . . . Marchal. | PNEUMONIE. . . . . Lépine et Balzer.
PLAIE . . . . . . Rochard et Bergeron. | POITRINE. Merlin, Luton et Dieulafoy.
PLEURÉSIE. . . . . Fernet et D'Heilly. |

TOME XXIX.

POLYPE. . . . . Heurtaux. | PROSTATE. . . . . Campenon.
POLYURIE. . . . . Cuffer. | PRURIGO, PRURIT, PSORIASIS. Hardy
PONCTION. . . . . Dieulafoy. | PSOITIS . . . . Heurtaux.
POPLITÉE (région). . . . . Schwariz. | PUERPUÉRAL (état) . . . . . . Stoltz.
PORTE. (veine). . . . . Straus. | PUPILLE. . . . . Abadie.
POULS. . . . . Straus et Rigal | PURGATIFS. . . . . Luton.
POUMONS. Duval, Merlin et Dieulafoy. | PURULENTE (infection). . Alph. Guérin.
POURRITURE D'HOPITAL. . Rochard. | PUS. . . . . Delorme.
PROFESSIONS . . . . Proust. |

LIBRAIRIE J.-B. BAILLIÈRE ET FILS.

ANDOUARD. Nouveaux éléments de pharmacie, par Andouard, professeur à l'Ecole de médecine de Nantes. Paris, 1874, 1 vol. in-8 de 880 p.
avec 120 figures. . . . . 14 fr.

ANGER. Nouveaux éléments d'anatomie chirurgicale, par Benjamin
Anger, chirurgien des hôpitaux, professeur agrégé à la Faculté de médecine. Paris, 1869, 1 vol. grand in-8 de xvi-1056 pages, avec 1079 figures
et Atlas in-4 de 12 planches gravées et coloriées, et représentant les régions de la tête, du cou, de la poitrine, de l'abdomen, de la fosse iliaque
interne, du périnée et du bassin. . . . . 40 fr.
   Séparément, le texte. 1 vol. in-8. . . . . 20 fr.
   Séparément, l'Atlas. 1 vol. in-4.. . . . . 25 fr.

**ANGLADA. Études sur les maladies nouvelles et les maladies
éteintes**, pour servir à l'histoire des évolutions séculaires de la pathologie, Paris, 1869, 1 vol. in-8 de 700 pages. . . . . 8 fr.

Annales d'hygiène publique et de médecine légale, par MM. Arnould,
Bertin, Boutmy, Brouardel, Chevallier, L. Colin, Delpech, Devergie, Du
Mesnil, Fonssagrives, Foville, Gallard, Gauchet, A. Gautier, Hudelo,
Jaumes, G. Lagneau, Lhote, Morache, Motet, Riant, Ritter, Tourdes, avec
une revue des travaux français et étrangers.
   Paraissant tous les mois par cahiers de 6 feuilles in-8, avec pl.
   Prix de l'abonnement annuel pour Paris.. . . . . 22 fr.
   Pour les départements . . . . 24 fr.
   Pour l'Union postale . . . . 25 fr.
   La première série, collection complète (1829 à 1853), dont il ne reste
que peu d'exemplaires, 50 vol. in-8, figures.. . . . . 500 fr.
   Tables alphabétiques par ordre des matières et des noms d'auteurs des To-
mes I à L (1829 à 1853). Paris, 1855, in-8 de 156 pages à 2 col. 3 fr. 50
   La seconde série collection complète (1854 à 1858), 50 vol. in-8,
figures. . . . . 470 fr.
   Tables alphabétiques, par ordre des matières et des noms d'auteurs
des Tomes I à L (1854 à 1878). Paris, 1880, in-8, à 2 colonnes. 3 fr. 50.
   Chacune des dernières années séparément, jusqu'à 1871 inclus. 18 fr.
   — Depuis 1872 jusqu'à 1875 inclusivement.. . . . . 20 fr.
   On ne vend pas séparément : 1re *série*, tomes I et II (1829), tomes XI
et XII (1834), tomes XV et XVI (1836). — 2e *série*, tomes XI et XII (1859),
tomes XIII et XIV (1860).

Annuaire pharmaceutique, par O. Reveil et L. Parisel, continué par
C. Ménu. Paris, 1863-1874, 11 vol. in-18, de chacun 360 pag., avec fig.
Prix de chacun. . . . . 1 fr. 50.

AUQUIER. Du décollement hyaloïdien. Description anatomique et iconographie de vingt-deux bulbes énucléés, recueillis dans le service de la clinique ophthalmologique de M. Gayet de Lyon. 1878, in-8, 156 pages avec
1 planche. . . . . 3 fr. 50

BARD (L.). De la phthisie fibreuse chronique, ses rapports avec
l'emphysème pulmonaire et la dilatation du cœur droit. 1879, gr. in-8°,
140 pages et 3 planches. 3 fr. 50

**BARELLA. Quelques considérations pratiques sur le diagnostic et le
traitement des maladies organiques du cœur.** Bruxelles, 1872, 1 vol.
in-8. . . . . 5 fr.

BEALE. De l'Urine, des dépôts urinaires et des calculs, de leur composition chimique, de leurs caractères physiologiques et pathologiques et
des indications thérapeutiques qu'ils fournissent dans le traitement des
maladies. Traduit par Auguste Ollivier et Bergeron. 1865, 1 vol. in-18,
40 p. avec 136 figures . . . . 7 fr.

BEAUNIS. Nouveaux éléments de physiologie humaine, comprenant les principes de la physiologie comparée et de la physiologie générale, par H. Beaunis, professeur de physiologie à la Faculté de médecine de Nancy. *Deuxième édition* revue et augmentée. Paris, 1880, 1 vol. in-8 de 1100 p. avec 450 fig. Cart. . . . . 20 fr.

BEAUNIS et BOUCHARD. Nouveaux éléments d'anatomie descriptive et d'embryologie, par H. Beaunis et H. Bouchard, professeur à la Faculté de médecine de Bordeaux. *Troisième édition*. Paris, 1879, 1 vol. grand in-8 de 1104 pages avec 421 figures. Cart. . . . . 20 fr.

— **Précis d'anatomie et de dissection**. Paris, 1877, 1 vol. in-18, 450 p. 4 fr. 50

BECLU (H.). Nouveau manuel de l'herboriste ou traité des propriétés médicinales des plantes exotiques et indigènes du commerce, suivi d'un Dictionnaire pathologique, thérapeutique et pharmaceutique. 1872, 1 vol. in-12 de xiv-256 pages, avec 55 figures. . . . . 2 fr. 50

BELLYNCK. Cours élémentaire de botanique. *Deuxième édition*. 1876, 1 vol. in-8 de 680 pages, avec 905 gravures. . . . . 10 fr.

BERGERET (L.-F.). Des fraudes dans l'accomplissement des fonctions génératrices, causes, dangers et inconvénients pour les individus, la famille et la société, remèdes. *Sixième édition*. Paris, 1879, 1 vol. in-18 jésus de 228 pages. . . . . 2 fr. 50

— **Les passions**, dangers et inconvénients pour les individus, la famille et la société, hygiène morale et sociale. 1877, in-18 jésus 250 pages. 2 fr. 50

— **De l'abus des boissons alcooliques**, dangers et inconvénients pour les individus, la famille et la société. Moyens de modérer les ravages de l'ivrognerie. Paris, 1870, in-18 jésus de viii-380 pages. . . . . 3 fr.

BERNARD (Claude). Physiologie. Physiologie expérimentale, substances toxiques, système nerveux, liquides de l'organisme, pathologie expérimentale, médecine expérimentale, anesthésiques et asphyxie, chaleur animale, diabète, physiologie opératoire, phénomènes de la vie, par Claude Bernard, professeur au Muséum et au Collège de France, membre de l'Académie des sciences. 15 vol. in-8, avec figures . . . . 107 fr.

— **Leçons de Physiologie expérimentale appliquée à la médecine.** Paris, 1855-1856, 2 vol. in-8, avec fig. . . . . 14 fr.

— **Leçons sur les effets des substances toxiques et médicamenteuses.** Paris, 1857, 1 vol. in-8, avec 32 figures . . . . 7 fr.

— **Leçons sur la physiologie et la pathologie du système nerveux.** Paris, 1858, 2 vol. in-8, avec figures. . . . . 14 fr.

— **Leçons sur les propriétés physiologiques et les altérations pathologiques des liquides de l'organisme.** Paris, 1859, 2 vol. in-8, avec fig. 14 fr.

— **Introduction à l'étude de la médecine expérimentale.** Paris, 1865, in-8, 400 pages. . . . . 7 fr.

— **Leçons de pathologie expérimentale.** 2e édition. Paris, 1880, 1 vol. in-8. . . . . 7 fr.

— **Leçons sur les anesthésiques et sur l'asphyxie.** Paris, 1875, 1 vol. in-8 de 520 pages avec figures. . . . . 7 fr.

— **Leçons sur la chaleur animale**, sur les effets de la chaleur et sur la fièvre. Paris, 1876, in-8 de 469 pages, avec fig. . . . . 7 fr.

— **Leçons sur le diabète** et la glycogénèse animale. 1877, in-8°, fig. 7 fr.

— **Leçons de physiologie opératoire.** 1879, 1 vol. in-8, xvi-614 pages avec 116 figures. . . . . 8 fr.

Leçons sur les phénomènes de la vie communs aux animaux et aux végétaux. 1878, 2 vol. in-8, avec pl. color. et figures. . . . . . 15 fr.

Séparément: Tome II. Paris, 1879, 1 vol. in-8 de 550 pages avec 5 pl. et figures. . . . . 8 fr.

BERNARD (Claude). **La science expérimentale.** 2e édition. Paris, 1878, in-18 jésus de 449 pages et figures. . . . . 4 fr.

BERNARD (Claude) et **HUETTE**. **Précis iconographique de médecine opératoire et d'anatomie chirurgicale,** par Claude Bernard et Ch. Huette (de Montargis). *Nouveau tirage.* Paris, 1873, 1 vol. in-18 jésus, avec 113 planches, figures noires. Cartonné. . . . . 24 fr.

— Le même, figures coloriées . . . . 48 fr.

BERNARD (H.). **Premiers secours aux blessés** sur le champ de bataille et dans les ambulances, par le docteur H. Bernard, ancien chirurgien des armées, précédé d'une introduction par J. N. Demarquay, chirurgien de la Maison municipale de santé. Paris, 1870, in-18 de 164 p. avec 79 figures. . . . . 2 fr.

BERNHEIM. Leçons de clinique médicale, par le docteur H. Bernheim, professeur agrégé à la Faculté de médecine de Nancy. Paris, 1877, 1 vol. de xii-535 pages avec 5 planches. . . . . 10 fr.

BERT (Paul). **Leçons sur la physiologie comparée de la respiration,** par Paul Bert, professeur à la Faculté des sciences. Paris, 1870, 1 vol. in-8 de 500 pages avec 150 fig. . . . . 10 fr.

BEURMANN (L. de). **Recherches sur la mortalité des femmes en couches** dans les hôpitaux. Paris, 1879, gr. in-8 . . . . 2 fr.

BLANCHARD. Les poissons des eaux douces de la France. Anatomie, physiologie, description des espèces, mœurs, instincts, industrie, commerce, ressources alimentaires, pisciculture, législation concernant la pêche, par Émile Blanchard, membre de l'Institut, professeur au Muséum d'histoire naturelle. Paris, 1879, 1 magnifique volume, grand in-8, avec 151 fig. dessinées d'après nature et 32 pl. sur papier teinté. . 16 fr. Relié en demi-maroquin, doré sur tranches. . . . . 20 fr.

BOISSEAU. Des maladies simulées et des moyens de les reconnaître, par le docteur Edm. Boisseau, professeur agrégé. Paris, 1870, 1 vol. in-de 500 pages. . . . . 7 fr.

BOIVIN (Mme) et **DUGÈS. Anatomie pathologique de l'utérus et de ses annexes,** fondée sur un grand nombre d'observations classiques. Paris, 1866, Atlas in-folio de 41 planches, gravées et coloriées, *représentant les principales altérations morbides des organes génitaux de la femme,* avec explication. . . . . 45 fr.

BONNET. Traité de thérapeutique des Maladies articulaires, Paris, 1853, 1 vol. in-8, xviii-684 pages, avec 97 figures. . . . . 9 fr.

— **Nouvelles méthodes de traitement des Maladies articulaires.** *Seconde édition,* revue et augmentée, accompagnée d'observations sur la rupture de l'ankylose, par MM. Barrier, Berne, Philipeaux et Bonnes. Paris, 1860, in-8 de 350 pages, avec 17 figures. . . . . 4 fr. 50

BOUCHUT. Traité pratique des Maladies des nouveau-nés, des enfants à la mamelle et de la seconde enfance, par le docteur E. Bouchut, médecin de l'hôpital des Enfants malades, *Septième édition.* 1878, 1 vol. in-8 de xvii-1128 pages, avec 179 figures. . . . . 18 fr.

Ouvrage couronné par l'Institut de France (Académie des sciences).

— **Hygiène de la Première Enfance,** guide des mères pour l'allaitement, le sevrage et le choix de la nourrice, chez les nouveau-nés. *Septième édition,* Paris, 1879, in-18 de viii-523 pages, avec 49 figures. . 4 fr.

— **La vie et ses attributs dans leurs rapports avec la philosophie et la médecine.** *Deuxième édition.* Paris, 1876, 1 vol. in-18 jés. de 450 p. 4 fr. 50

— **Atlas d'ophthalmoscopie médicale** et de cérébroscopie, montrant, chez l'homme et chez les animaux, les lésions du nerf optique, de la rétine et de la choroïde produites par les maladies du cerveau, par les maladies de la moelle épinière et par les maladies constitutionnelles et humorales. Paris, 1876, 1 vol. in-4 de viii-148 pages, avec 14 planches en chromolithographie, comprenant 137 figures et 19 figures intercalées dans le texte. Cartonné. . . . . 35 fr.

BOUCHUT. Nouveaux éléments de Pathologie générale, de Séméiologie et de Diagnostic, laryngoscopie, microscopie, chimie pathologique, spirométrie, etc.). *Troisième édition.* Paris, 1875, 1 vol. grand in-8 de 1312 pages. . . . . 20 fr.

— **Du Nervosisme aigu et chronique et des maladies nerveuses.** *Deuxième édition.* Paris, 1877, 1 vol. in-8, viii–408 pages. . . . . 6 fr.

BOUILLY. Comparaison des arthropathies rhumatismales, scrofuleuses et syphilitiques. Paris, 1878, 1 vol in-8, 107 pages. . . . . 3 fr. 50

BOURGEOIS (L. X.). Les passions dans leurs rapports avec la santé et les maladies, l'amour et le libertinage, par le docteur X. Bourgeois, lauréat de l'Académie de médecine de Paris. *Quatrième édition* augmentée. Paris, 1877, 1 vol. in-12 de 214 pages. . . . . 2 fr.

— **De l'influence des maladies de la femme** pendant la grossesse sur la constitution et la santé de l'enfant. Paris, 1861, 1 vol. in-4. 3 fr. 50

BOURGUIGNAT (J. R.). Les Spiciléges malacologiques. Paris, 1862, 1 vol. in-8, avec 15 planches en partie coloriées. . . . . 25 fr.
    Cet important ouvrage comprend 15 monographies : 1° genre Choanomphalus; 2° catalogue des Paludinées recueillies en Sibérie et sur le territoire de l'Amour; 3° Limaciens; 4° Limaces algériennes; 5° Parmacella; 6° genre Testacella; 7° genre Pyrgula; 8° genre Gundlachia; 9° genre Poeyia; 10° genre Brondelia; 11° Limaces d'Europe; 12° Paludinées de l'Algérie; 13° et 14° Vivipara; 15° genre Ancylus.

BRAIDWOOD (P. M.). De la Pyohémie ou fièvre suppurative, traduction revue par l'auteur. Paris, 1870, 1 vol. in-8 de 300 pages avec 12 planches chromolithographiées. . . . . 8 fr.

BRAUN, BROUWERS et DOCX. Gymnastique scolaire en Hollande, en Allemagne et dans les pays du Nord, par MM. Braun, Brouwers et Docx, suivie de l'état de l'enseignement de la gymnastique en France. Paris, 1874, in-8 de 168 pages. . . . . 3 fr. 50

BREHM (A. E.). Les Merveilles de la nature, L'homme et les animaux. Description populaire des races humaines et du règne animal. Édition française, par Z. Gerbe. 4 vol. gr. in-8.
    Cet ouvrage forme 88 séries à 50 centimes avec 80 planches sur papier teinté et 1500 figures intercalées dans le texte.
Les *Mammifères.* Ouvrage complet. 2 vol. gr. in-8 avec 800 figures et 40 planches. . . . . 22 fr.
Les *Oiseaux.* Ouvrage complet. 2 vol. grand in-8 avec 500 figures et 40 planches. . . . . 22 fr.
    Chaque volume broché. . . . . 11 fr.
    Relié en demi-maroquin, doré sur tranches. . . . . 16 fr.
Les *Poissons,* par E. Blanchard, *voy.* page 8.

BRIAND et CHAUDÉ. Manuel complet de Médecine légale, ou Résumé des meilleurs ouvrages publiés jusqu'à ce jour sur cette matière, et des jugements et arrêts les plus récents, contenant un *Traité élémentaire de chimie légale,* par J. Bouis, professeur de toxicologie à l'Ecole de pharmacie de Paris. *Dixième édition.* Paris, 1879, 2 vol. grand in-8 avec 5 planches gravées et 37 figures. . . . . 24 fr.

BRUCKE. Dés couleurs au point de vue physique, physiologique, artistique et industriel, par le docteur Ernest Brucke, professeur à l'Université de Vienne, membre de l'Académie des sciences et du Conseil du musée pour l'art et l'industrie, traduit par P. Schutzenberger. Paris, 1866, in-18 jésus, 344 pages avec 46 figures . . . . . . 4 fr.

BUIGNET. Manipulations de physique. Cours de travaux pratiques professé à l'Ecole de pharmacie de Paris. Paris, 1877, 1 vol. in-8 de 800 pages, avec 265 figures et 1 planche coloriée, cart. . . . 16 fr.

CAMPENON (V.). Recherches anatomiques et cliniques sur l'Entorse des Ankyloses, 1879, grand in-8°, 85 pages. . . . . 2 fr·

CARTIER (E.). Étude sur les résections du maxillaire supérieur, 1880, grand in-8° 63 pages avec 1 planche et 2 photographies. . . . 3 fr.

CAPUS. Guide du naturaliste préparateur et du naturaliste collectionneur pour la recherche, la chasse, la récolte, le transport, l'empaillage, le montage et la conservation des animaux, végétaux, minéraux et fossiles, par G. Capus, docteur ès sciences naturelles, attaché au Muséum d'histoire naturelle. 1879, 1 vol. in-18, viii-340 p. avec 100 fig., cart. 5 fr.

Carnet (Le) du médecin praticien, formules, ordonnances, tableaux du pouls, de la respiration et de la température, comptabilité. 1 cahier oblong avec cartonnage souple. . . . . 1 fr.

CARRIÈRE. Le climat de l'Italie et des stations du midi de l'Europe, sous le rapport hygiénique et médical. *Deuxième édition*, 1876, 1 vol. in-8 de 640 pages. 9 fr.
Voy. Reveillé-Parise. Guide des Goutteux.

CARRIEU. De la fatigue et de son influence pathogénique. Paris, 1878, 1 vol gr. in-8°, 121 pages . . . . 3 fr.

CARUS. Histoire de la zoologie, depuis Aristote jusqu'à nos jours, par V. Carus, professeur à l'Université de Leipzig, traduit par Hagenmuller et annoté par A. Schneider, professeur à la Faculté des sciences de Poitiers, 1880, 1 vol. in-8 de 800 pages. . . . . 15 fr.

CAUVET. Nouveaux éléments d'histoire naturelle médicale. *Deuxième édit.* Paris, 1877, 2 vol. in-18 jésus d'environ 600 pages, avec 824 fig. 12 fr.

CAUVET. Cours élémentaire de botanique. 1879, 1 vol. in-18 jésus, 700 pages avec 617 figures. . . . . 7 fr.

CHAIGNOT (Henri.). Études sur l'exploration et la sensibilité de l'ovaire, et en particulier de la douleur ovarique chez la femme enceinte, 1879, in-8, 108 pages . . . . 2 fr. 50

CHAILLY. Traité pratique de l'Art des accouchements. *Sixième édition*, revue et corrigée. Paris, 1878, 1 vol. in-8 de xx-1036 pages, avec 1 pl. et 282 figures. . . . . 10 fr.

CHANTREUIL. Des dispositions du cordon (la procidence exceptée) qui peuvent troubler la marche régulière de la grossesse et de l'accouchement. 1875, gr. in-8, 176 pages avec figures. . . . . 4 fr.
Voy. Simpson. Clinique obstétricale.

CHAPPET (V). Contributions à l'étude de la digitale, 1879, grand in 8, 140 pages . . . . 3 fr. 50

CHAPUIS (A.). Influence des corps gras sur l'absorption de l'arsenic. Physiologie, Toxicologie, Paris, 1880, grand in-8° 105 pages. . 2 fr. 50

CHARGÉ. Traitement homœopathique des maladies des organes de la respiration, cavités nasales, larynx, trachée, bronches, poumons, plèvres, toux et crachats. *Deuxième édition*. Paris, 1878, 1 vol. in-18 de xxiii-460 pages . . . . 6 fr.

CHATIN (Joannès). Les organes des sens dans la série animale. Leçons d'anatomie et de physiologie comparées, faites à la Sorbonne par Joannès Chatin, professeur agrégé à l'École supérieure de pharmacie et à la Faculté des sciences. 1880, 1 vol. in-8°, viii, 726 pages avec 156 figures. . . . . 12 fr.

CHASSAING (Henri). Étude médico-légale sur les ecchymoses sous-pleurales, de leur présence dans les affections aiguës des voies respiratoires chez l'enfant. 1879, grand in-8, 102 pages. . . . . . 2 fr. 50

CHAUFFARD. La Vie. Études et problèmes de biologie générale. Paris, 1878, 1 vol. in-8 de 525 pages. . . . . 7 fr. 50
— **De la fièvre traumatique** et de l'infection purulente, 1873, 1 vol. in-8 de 229 pages. 3 fr. 50

CHAUVEAU. Traité d'anatomie comparée des animaux domestiques 5e édition, revue et augmentée avec la collaboration de M. Arloing. Paris, 1878, 1 vol. in-8 avec 368 figures. . . . . 24 fr.

CHAUVEL. Précis d'opérations de chirurgie, par J. Chauvel, professeur de médecine opératoire à l'Ecole du Val-de-Grâce. 1877, in-18 jésus, 692 pages, avec 281 fig. dessinées par le docteur E. Charvot . . . 6 fr.

CHEVREUL. Des couleurs et de leurs applications aux arts industriels à l'aide des cercles chromatiques. 1864, petit in-f°, avec 27 pl. gravées sur acier et imprimées en couleur, cart. en toile. . . . . 35 fr.

CHURCHILL et LE BLOND. Traité pratique des maladies des femmes. hors l'état de grossesse, pendant la grossesse et après l'accouchement. *Deuxième édition*, contenant l'exposé des travaux français et étrangers les plus récents. Paris, 1874. 1 v. gr. in-8 de 1258 p., et 339 fig. 18 fr.

CIVIALE. Traité pratique sur les Maladies des Organes génito-urinaires. *Troisième édit.* aug. Paris, 1858-1860. 3 v. in-8, avec fig. 24 fr.

CLAUDE. Premières notions d'homœopathie à l'usage des familles. 1879, 1 vol. in-18 de 200 pages . . . . 1 fr. 50

CLÉMENT (E.) de Lyon. **Conférences pratiques de Médecine légale,** 1880, grand in-8° 220 pages avec 2 planches . . . . 4 fr.

Codex medicamentarius, Pharmacopée française rédigée par ordre du gouvernement, la commission de rédaction étant composée de professeurs de la Faculté de médecine et de l'École supérieure de pharmacie de Paris, et de membres de l'Académie de médecine et de la Société de pharmacie de Paris. Paris, 1866, 1 vol. gr. in-8, cart. . . 9 fr. 50
    Franco par la poste. . . . . 11 fr. 50
— Le même, interfolié de papier réglé et solidement relié en demi-maroquin. . . . . 16 fr. 50

Commentaires thérapeutiques du Codex. Voy. Gubler, page 19.

COLIN (G.) Traité de physiologie comparée des animaux, considérée dans ses rapports avec les sciences naturelles, la médecine, la zootechnie et l'économie rurale, par G. Colin, professeur à l'école vétérinaire d'Alfort *Deuxième édition.* Paris, 1871-72, 2 vol. in-8 avec 250 figures. 26 fr.

COLIN (Léon). Traité des fièvres intermittentes, par Léon Colin, professeur à l'École du Val-de-Grâce. Paris, 1870, 1 vol. in-8 de 500 pages, avec un plan médical de Rome. . . . . 8 fr.

— **Traité des maladies épidémiques.** Origine, évolution, prophyaxie, 1879, 1 vol. in-8 de xx-1032 pages. . . . . 16 fr.

— **De la Variole,** au point de vue épidémiologique et prophylactique. Paris, 1873, 1 vol. in-8 de 200 pages avec 3 figures. . . . . 3 fr. 50

— **De la fièvre typhoïde dans l'armée.** 1878, in-8 de 200 pages . 4 fr.

Comité consultatif d'Hygiène publique de France (Recueil des travaux et des actes officiels de l'Administration sanitaire). Paris, 1872. Tome I, in-8, 8 fr. — Tome II, 1873, in-8 avec 2 cartes, 8 fr. — Tome II, 2e partie, contenant l'Enquête sur le goître et le crétinisme, Rapport par M. Baillarger, 1873, in-8 avec 3 cartes (pas séparément de la collection), 7 fr. — Tome III. 1874, in-8, 8 fr. — Tome IV, 1875, in-8 avec cartes, 8 fr. — Tome V, 1876, in-8 avec carte coloriée, 8 fr. — Tome VI, 1877, in-8, avec cartes et graphiques, 8 fr. — Tome VII, 1878, in-8, 8 fr. — Tome VIII, 1879, in-8°. 8 fr.

COMTE (A.). Cours de philosophie positive. *Quatrième édition,* augmentée de la préface d'un disciple et d'une Étude sur les progrès du positivisme, par E. Littré, et d'une table alphabétique des matières. Paris, 1877, 6 vol. in-8 . . . . 48 fr.

COMTE (A). **Principes de philosophie positive,** précédés de la préface
d'un disciple, par E. Littré. Paris, 1868, 1 vol. in-18 jésus, 208 pag. 2 fr. 50
 Les *Principes de philosophie ; opsitive* sont destinés à servir d'introduction à
l'étude du *Cours de philosophie,* ils contiennent : 1° l'exposition du but du cours,
ou considérations générales sur la nature et l'importance de la philosophie positive ; 2° l'exposition du plan du cours, ou considérations générales sur la hié-
rarchie des sciences.

CONTEJEAN. **Éléments de géologie et de paléontologie,** par Contejean
professeur d'histoire naturelle à la Faculté des sciences de Poitiers,
Paris, 1874, 1 vol. in-8 de 750 pages, avec 467 figures. Cartonné. 16 fr.

**CORLIEU (A.). Aide-mémoire de médecine, de chirurgie et d'accouche-
ments,** vade-mecum du praticien, par le docteur A. Corlieu. 3ᵉ *édition.*
Paris, 1877, 1 vol. in-18 jésus de viii-690 pages avec 420 fig. Cart. 6 fr.

— **Memorandum de medicina, cirurjia y partos,** traducido por Don Cal-
deron, 1878, in-18, cartonné. . . . . 10 fr.

CORNARO (L.). Le régime de Pythagore, d'après le Dr. Cocchi ; **de la
sobriété,** conseils pour vivre longtemps, par L. Cornaro ; **Le vrai
moyen de vivre plus de cent ans dans une parfaite santé,** par
L. Lessius. 1880, 1 vol. in-18 jésus avec 5 planches. . . . . . 5 fr.
Papier de Hollande, tiré à 100 exemplaires. . . . . 6 fr.
Voy. page 15 l'*École de Salerne.*

CORNIL. Leçons sur la syphilis faites à l'hôpital de Lourcine, par
V. Cornil, professeur agrégé à la Faculté de médecine de Paris, médecin
de l'hôpital de Lourcine. Paris, 1879, 1 vol. in-8, ix-482 pages avec 9 pl.
lithographiées et figures. . . . . 10 fr.

CORRE. La pratique de la chirurgie d'urgence, par le docteur A. Corre,
médecin de 1ʳᵉ classe de la marine. Paris, 1872, in-18 de viii-216 p.,
avec 54 figures. . . . . 2 fr.

COSSY. Étude expérimentale de clinique sur les ventricules latéraux,
par le Dʳ L. A. Cossy, anc. interne lauréat des hôpitaux. In-8, 114 p. 2 fr. 50

**COURBIS. Contribution à l'étude du foie et des reins et des kystes
en général,** avec une planche lithographiée. 1878, in-8 . . . 1 fr. 50

CRUET. Des caries dentaires compliquées, considérées principalement
au point de vue de leur traitement, par le docteur L. Cauet, ancien
interne des hôpitaux. 1879, in-8, 124 pages. . . . . 3 fr.

CRUVEILHIER. Anatomie pathologique du Corps humain, ou Descriptions, avec figures lithographiées et coloriées, des diverses altérations
morbides dont le corps humain est susceptible. Paris, 1830-1842, 2 vol.
in-folio, avec 230 pl. col. . . . . 456 fr.
Demi-rel., dos de maroquin, non rog. Prix pour les 2 v. gr. in-fol. 24 fr.
 Ce bel ouvrage est complet en 41 livraisons, chacune, avec 5 pl. Chaque livraison . . . . 11 fr.

— **Traité d'Anatomie pathologique générale.** *Ouvrage complet.* Paris,
1849-1864, 5 vol. in-8 . . . . 35 fr.
 Tome V et dernier, dégénérations aréolaires et gélatiniformes, dégénérations cancéreuses proprement dites, par J. Cruveilhier ; pseudo-cancers
et tables alphabétiques, par Ch. Houel. Paris, 1864, 1 v. in-8 de 420 p. 7 fr.

**CUFFER. Recherches cliniques et expérimentales sur les altérations
du sang,** dans l'urémie, et sur la pathogénie des accidents urémiques.
Respiration de Cheyne Stokes dans l'urémie. 1878, gr. in-8, 79 pages. 2 fr.

**CURTIS. Du traitement des rétrécissements de l'urèthre par la dilatation
progressive,** par le Dʳ T. B. Curtis. Paris, 1873, in-8 de 113 pages. 2 fr. 50

CUVIER (G.). Les Oiseaux, décrits et figurés d'après la classification de
Georges Cuvier, mise au courant des progrès de la science. Paris, 1870,
1 vol. in-8 avec 72 pl. contenant 464 fig. noires, 30 fr ; fig. color. 50 fr.

— **Les Mollusques.** Paris, 1868, 1 vol. in-8 avec 36 pl. contenant
520 figures noires, 15 fr. ; fig. coloriées. . . . . 25 fr.

CUVIER (G.). Les Vers et les Zoophytes. Paris, 1869, 1 vol. in-8 avec 37 planches, contenant 550 figures.—Fig. noires, 15 fr.; fig. color. 25 fr.

CUYER et KUHFF. Le corps humain. Structure et fonctions, formes extérieures, régions anatomiques, situation, rapports et usages des appareils et organes qui concourent au mécanisme de la vie, démontrés à l'aide de planches coloriées, découpées et superposées, dessinées d'après nature, par Édouard Cuyer, lauréat de l'École des Beaux-Arts. Texte par G. A. Kuhff, docteur en médecine, préparateur au laboratoire d'Anthropologie de l'École des Hautes Études. 1 vol. gr. in-8 de 314 et 56 pages de texte, avec atlas de 27 pl. coloriées. Ouvrage complet, cart. en 2 vol. 75 fr.

Séparément :

— **Les organes génitaux de l'homme et de la femme.** Gr. in-8, 56 pages de texte avec 56 figures et 2 planches coloriées.. . . . . . . 7 fr. 50
— **Le corps humain.** 25 planches. . . . . 70 fr.

CYON. Principes d'électrothérapie, 1873, 1 vol. in-8 de viii-275 pages avec figures. . . . . 4 fr.

CZERMAK. Du laryngoscope et de son emploi en physiologie et en médecine. Paris, 1860, in-8, avec 2 pl. grav. et 31 fig. . . . . . 3 fr. 50

DAGONET. Nouveau Traité élémentaire et pratique des maladies mentales, suivi de Considérations pratiques sur les asiles d'aliénés, par H. Dagonet médecin de l'asile des aliénés de Sainte-Anne. Paris, 1876, in-8 de 732 pages, avec 8 planches en photoglyptie, comprenant 38 types d'aliénés et une carte statistique des établissements d'aliénés de la France. 15 fr.

DALTON. Physiologie et hygiène des écoles, des collèges et des familles, par Dalton, professeur à l'Université de New-York. Traduit par le Dr E. Acosta. Paris, 1870, 1 v. in-18 jés. de 500 p., avec 66 fig. 4 fr.

DAREMBERG (Ch.). Histoire des sciences médicales, comprenant l'anatomie, la physiologie, la médecine, la chirurgie et les doctrines de pathologie générale, Paris, 1870, 2 vol. in-8 . . . . 20 fr.

DAREMBERG (G.). De l'expectoration dans la phthisie pulmonaire. 1877, in-8, ... 2 fr.

DAVAINE (C.). Traité des Entozoaires et des maladies vermineuses chez l'homme et les animaux domestiques. *Deuxième édition.* Paris, 1877, 1 vol. in-8 de 1000 pages, avec 100 fig. . . . . 14 fr.

DAVASSE. La Syphilis, ses formes, son unité, 1865. 1 v. in-8, 570 p. 8 fr.

DECAISNE (Gaston). Des paralysies corticales du membre supérieur. Monoplégies brachiales 1879, grand in-8, 74 pages. . . . . 2 fr.

DEGLAND et GERBE. Ornithologie européenne, ou Catalogue descriptif, analytique et raisonné des oiseaux observés en Europe. *Deuxième édition* entièrement refondue. Paris, 1867, 2 vol. in-8. . . . . 24 fr.

DELEFOSSE. Procédés pratiques pour l'analyse des urines, des dépôts et des calculs urinaires. *Deuxième édition,* Paris, 1876, 1 vol in-18 jésus, 200 pages avec 18 pl., comprenant 72 figures. . . . . . 2 fr. 50
— **Pratique de la chirurgie des voies urinaires.** Paris, 1877, in-18 jésus de ix-539 pages avec 133 figures. . . . . 6 fr.
— **Leçons cliniques sur la contracture du col vésical** faites à l'École pratique par le Dr Delefosse et recueillies par E. Progey. 1879, in-8. 3 fr. 50

DELPECH. Salles d'asile et écoles primaires. Premiers symptômes des maladies contagieuses qui peuvent atteindre les jeunes enfants. Introduction demandée par M. le Préfet de la Seine au Conseil d'hygiène publique et de salubrité. 1880, in-18 jésus . . . . 25 c.

DESHAYES (G.-P.) Conchyliologie de l'île de la Réunion (Bourbon). Paris, 1863, gr. in-8, 144 pages, avec 14 planches coloriées. . . 10 fr.
— **Coquilles fossiles des environs de Paris.** 1837-1874, 166 planches avec explication détaillée en 2 volumes in-4, cart.. . . . . . . 120 fr.
Quelques exemplaires seulement.

DESHAES (G.-P.). Description des animaux sans vertèbres découverts dans le bassin de Paris, comprenant une revue générale de toutes les espèces actuellement connues; 1860-1866. *Ouvrage complet*, 3 vol. in-4 de texte et 2 vol. in-4 de 196 planch., publiés en 50 livraisons Prix de chaque livrais., 5 fr. — Prix de l'ouvrage complet . . . . 250 fr.

DESPINE et PICOT. Manuel pratique des maladies de l'enfance, par A. Despine, professeur de pathologie interne à l'Université de Genève, et C. Picot, médecin de l'infirmerie du Prieuré de Genève. *Deuxième édition*. Paris, 1879, 1 vol. in-18 jésus, viii-596 pages. . . . . t fr.

Dictionnaire de Médecine, de Chirurgie, de Pharmacie, de l'Art vétérinaire et des Sciences qui s'y rapportent, publié par J.-B. Baillière et Fils. *Quatorzième édition*, entièrement refondue par E. Littré, membre de l'Institut de France (Académie française et Académie des inscriptions), et Ch. Robin, professeur à la Faculté de médecine de Paris, membre de l'Académie de médecine. Ouvrage contenant la synonymie *grecque, latine, allemande, anglaise, italienne et espagnole* et le Glossaire de ces diverses langues. Paris, 1878, 1 beau volume grand in-8 de 1880 pag. à deux colonnes, avec 532 figures. . . . . 20 fr

    Demi-reliure maroquin, plats en toile . . . . 4 fr

    Demi-reliure maroquin à nerfs, plats en toile, très-soignée. . . 5 fr.

Il y a plus de soixante-dix ans que parut pour la première fois cet ouvrage longtemps connu sous le nom de *Dictionnaire de médecine de Nysten* et devenu classique par un succès de treize éditions.

Les progrès incessants de la science rendaient nécessaires, pour cette quatorzième édition, une révision générale de l'ouvrage et plus d'unité dans l'ensemble des mots consacrés aux théories nouvelles et aux faits nouveaux que l'emploi du microscope, les progrès de l'anatomie générale, normale et pathologique, de la physiologie, de la pathologie, de l'art vétérinaire, etc., ont créés.

Une addition qui sera justement appréciée, c'est la Synonymie *grecque latine, anglaise, allemande, italienne, espagnole,* qui, avec les Glossaires, fait de ce Dictionnaire un Dictionnaire polyglotte.

DONNÉ. Conseils aux mères sur la manière d'élever les enfants nouveau-nés. 7ᵉ *édition*. Paris, 1880, 1 vol. in-18 jésus de 350 p. 3 fr.

— **Hygiène des gens du monde.** *Deuxième édition.* Paris, 1879, in-18, 448 pages. . . . . 3 fr. 50

DUCHARTRE. Éléments de Botanique comprenant l'anatomie, l'organographie, la physiologie des plantes, les familles naturelles et la géographie botanique, par P. Duchartre, de l'Institut (Académie des sciences), professeur à la Faculté des sciences. *Deuxième édition.* Paris, 1877, 1 vol. in-8 de 1110 pages, avec 541 figures. Cart. . . . . . . 20 fr.

DESPRÉS. La Chirurgie journalière, leçons de clinique chirurgicale, professées à l'hôpital Cochin. Paris, 1877. 1 vol. gr. in-8° 790 pages avec figures. . . . . 10 fr.

DUCHENNE. De l'Électrisation localisée et de son application à la pathologie et à la thérapeutique. *Troisième édition,* entièrement refondue, Paris, 1872, 1 vol. in-8 avec 279 fig. et 3 pl. noires et coloriées. 18 fr.

— **Mécanisme de la physionomie humaine, ou analyse électro-physiologique de l'expression des passions,** publié en trois éditions:

1° *Édition grand in-octavo* formant 1 vol. de 264 pages, avec 9 planches représentant 144 fig. photographiées. *Deuxième édition.* . . 20 fr.

2° *Édition de luxe* formant 1 vol. grand in-8, avec atlas composé de 74 planches photographiées et de 9 planches représentant 144 fig. *Deuxième édition.* Cart. . . . . 68 fr.

3° *Grande édition* in-folio, dont il ne reste que 2 exemplaires, formant 84 pages de texte in-folio à deux colonnes et 84 planches, tirées d'après les clichés primitifs, dont 74 sur plaques normales et représentant l'ensemble des expériences électro-physiologiques. . . . . 200 fr.

DUCHENNE. Physiologie des mouvements, démontrée à l'aide de l'expérimentation électrique et de l'observation clinique, et applicable à l'étude des paralysies et des déformations. Paris, 1867, in-8, xvi-872 pag. avec 101 fig. . . . . 14 fr.

DURAND (A.-P.). Étude anatomique sur le segment cellulaire contractile et le tissu connectif du muscle cardiaque. Paris, 1879, in-8 de 115 pages avec 3 pl. . . . . 3 fr. 50

DUTROULAU. Traité des maladies des Européens dans les pays chauds (régions intertropicales), climatologie et maladies communes. maladies endémiques. *Deuxième édition.* Paris, 1868, in-8 . . . 8 fr.

DUVAL (Math). Précis de Technique microscopique et histologique, ou Introduction pratique à l'anatomie générale, avec une introduction par le professeur Ch. Robin. 1878, in-18, 313 pages, avec 43 figures intercalées dans le texte. . . . . 4 fr.

— **Cours de physiologie.** Voyez Kuss, page 23.

École de Salerne (L'), traduction en vers français, par Ch. Meaux Saint-Marc avec le texte latin, précédée d'une introduction par le Dr. Daremberg. Professeur à la Faculté de médecine de Paris, et suivie de commentaires, 1880. 1 vol. in-18 jésus de 600 pages avec 7 figures. 7 fr.

— Papier de Hollande, tiré à 100 exemplaires, *Voy.* page 12 Cornaro. 14 fr.

ENGEL. Nouveaux éléments de chimie médicale et de chimie biologique, avec les applications à l'hygiène, à la médecine légale et à la pharmacie, par R. Engel, professeur à la Faculté de médecine de Montpellier. Paris, 1878, 1 vol. in-18 jésus de viii-758 p. avec 117 fig. 8 fr.

ESMARCH. Chirurgie de guerre. Manuel de pansement et d'opérations, traduit par le docteur Rouge (de Lausanne). Paris, 1879, 1 vol. gr. in-8, 516 pages avec figures. . . . . 30 fr.

ESPANET (Alexis). La pratique de l'homœopathie simplifiée. *Deuxième édition.* 1879. 1 vol. in-18 jésus de viii-496 pages, cartonné. . . 5 fr.

— **Traité méthodique et pratique de Matière médicale et de Thérapeutique,** basé sur la loi des semblables. Paris, 1861, in-8 de 808 p. . 9 fr.

FAGET (J.-C.). Monographie sur le type et la spécificité de la fièvre jaune établie avec l'aide de la montre et du thermomètre. Paris, 1875, gr. in-8 de 84 p., avec 109 tracés graphiques (pouls et température). 4 fr.

FALRET (J.-P.). Des maladies mentales et des asiles d'aliénés. Paris, 1864, in-8, lxx-800 pages avec 1 planche. . . . . 11 fr.

FAU (J.). Anatomie artistique élémentaire du corps humain. *Sixième édition.* Paris, 1880, 1 vol. in-8, 17 pl. gravées, avec texte explicatif, figures noires. . . . . 4 fr.

— Le même, figures coloriées. . . . . 10 fr.

FELTZ. Traité clinique et expérimental des embolies capillaires, par V. Feltz, professeur à la Faculté de médecine de Nancy. *Deuxième édition.* Paris, 1870, in-8 de 450 pages, avec 11 planches chromolithographiées, comprenant 90 dessins. . . . . 12 fr.

FERRAND (E.). Aide-mémoire de pharmacie, vade-mecum du pharmacien à l'officine et au laboratoire. *Deuxième édition.* Paris, 1880, 1 v. in-18 jésus, de 700 p. avec 250 fig. cart. . . . . 6 fr.

— **Premiers secours aux empoisonnés, aux noyés, aux asphyxiés, aux blessés** en cas d'accident, et aux malades en cas d'indisposition subite, avec 86 figures intercalées dans le texte. 1878, in-18 jésus, de 288 pages. . . . . 3 fr.

FERRAND (A.). Traité de thérapeutique médicale, ou guide pour l'application des principaux modes de médication thérapeutique et au traitement des maladies, par le docteur A. Ferrand, médecin des hôpitaux. Paris, 1875, 1 vol. in-18 jésus de 800 pages, cart. . . . . 8 fr.

FEUCHTERSLEBEN. Hygiène de l'âme, traduit de l'allemand, *Troisième édition*, précédée d'études biographiques et littéraires. Paris, 1870, 1 vol. in-18 de 260 pages. . . . . 2 fr. 50

FOISSAC. La longévité humaine, ou l'art de conserver la santé et de prolonger la vie. Paris, 1873, 1 vol. grand in-8 de 567 pages. . . fr. 50

— **La chance ou la destinée.** Paris, 1876, 1 vol. in-8 de 662 pages. 7 fr. 50

FONSSAGRIVES. Hygiène et assainissement des villes; campagnes et villes; conditions originelles des villes; rues; quartiers; plantations; promenades; éclairage; cimetières; égouts; eaux publiques; atmosphère; population; salubrité; mortalité; institutions actuelles d'hygiène municipale; indications pour l'étude de l'hygiène des villes. Paris, 1874, 1 vol. in-8 de xii-568 pages. . . . . 8 fr.

— **Thérapeutique de la phthisie pulmonaire** basée sur les indications. *Deuxième édition.* 1880, in-8, 552 pages. . . . . 9 fr.

— **Principes de thérapeutique générale** ou le médicament étudié aux points de vue physiologique, posologique et clinique, par J.-B. FONSSAGRIVES, prof. à la Faculté de médecine de Montpellier, 1875, 1 v. in-8 de 468 p. 7 fr.

— **Hygiène alimentaire** des malades, des convalescents et des valétudinaires, ou du Régime envisagé comme moyen thérapeutique. *Deuxième édition*, revue et corrigée. Paris, 1867, 1 vol. in-8 de xxxii-670 p. 9 fr.

— **Traité d'hygiène navale.** *Deuxième édition*, complètement remaniée et mise soigneusement au courant des progrès de l'art nautique et de l'hygiène générale. Paris, 1877, 1 vol. in-8°. xvi-920 p. et 145 fig. . 15 fr.

FOURNIER (H.). De l'Onanisme, causes, dangers et inconvénients pour les individus, la famille et la société, remèdes, par le docteur H. FOURNIER. Paris, 1875, 1 vol. in-12 de 175 pages. . . . . 1 fr. 50

FOVILLE (Ach.) Les aliénés aux États-Unis, législation et assistance, par ACH. FOVILLE fils, directeur-médecin de l'asile des aliénés de Quatre-Mares, près Rouen. Paris, 1873, in-8 de 118 pages . . . . . 2 fr. 50

— **Les aliénés.** Etude pratique sur la législation et l'assistance qui leur sont applicables. Paris, 1870, 1 vol in-8 de xiv-207 pages. . . . 3 fr.

FRERICHS. Traité pratique des maladies du foie et des voies biliaires, par FR. TH. FRERICHS, professeur à l'Université de Berlin, traduit de l'allemand par les docteurs DUMENIL et PELLAGOT. *Troisième édition.* Paris, 1877, 1 vol. in-8 de xvi-896 pages avec 158 figures. . . 12 fr.

GALEZOWSKI (X.). Traité des maladies des yeux. *Deuxième édition.* Paris, 1875, 1 vol. in-8 de xvi-896 p. avec 416 fig. . . . . 20 fr.

— **Traité iconographique d'ophthalmoscopie,** comprenant la description des différents ophthalmoscopes, l'exploration des membranes internes de l'œil et le diagnostic des affections cérébrales et constitutionnelles. Paris, 1876, in-4 de 281 p., avec atlas de 20 pl. chromolithog. 30 fr.

— **Echelles des caractères et des couleurs** pour mesurer l'acuité visuelle ou une série de feuilles coloriées correspondant aux couleurs du spectre solaire. 1880.

— **Du diagnostic des maladies des yeux** par la chromatoscopie rétinienne, précédé d'une étude sur les lois physiques et physiologiques des couleurs. Paris, 1868, 1 v. in-8 de 267 p., avec 31 figures, une échelle chromatique comprenant 44 teintes et cinq échelles typographiques tirées en noir et en couleurs. . . . . 7 fr.

GALIEN. Œuvres anatomiques, physiologiques et médicales, traduites par le Dr CH. DAREMBERG. Paris, 1854-1857; 2 vol gr. in-8 de 800 p. 20 fr. Séparément, le tome II. . . . . 10 fr.

GALISSET et MIGNON. Nouveau traité des vices rédhibitoires ou **Jurisprudence vétérinaire,** contenant la législation et les garanties dans les ventes et échanges d'animaux domestiques, la procédure à suivre, la description des vices rédhibitoires, le formulaire des expertises, procès-verbaux et rapports judiciaires, et un précis des légis-lations étrangères. *Troisième édition*, mise au courant de la jurispru-dence et augmentée d'un appendice sur les épizooties et l'exercice de la médecine vétérinaire. Paris, 1864, in-18 jésus de 542 pages . . 6 fr.

GALLARD. Clinique médicale de la Pitié, par T. GALLARD, médecin de la Pitié. Paris, 1877, 1 vol. in-8 de XLIV-636 p. avec 25 fig. . . . . 10 fr.

— **Leçons cliniques sur les maladies des femmes**, par le docteur T. GALLARD, médecin de l'hôpital de la Pitié. *Deuxième édition*, considérablement augmentée. 1879, 1 vol in-8 de 800 pages avec 100 figures . . 14 fr.

GALLOIS. Formulaire de l'Union médicale. Douze cents formules favorites des médecins français et étrangers. *Deuxième édition*. Paris, 1877, 1 vol. in-32 de XXVIII-533 pages, cart... . . . . . . 3 fr.

GALOPEAU. Manuel du pédicure, ou l'Art de soigner les pieds, par GALOPEAU. Paris, 1877, 1 vol. in-18, 132 p., avec 28 fig... . . . 2 fr.
Structure, fonctions et hygiène ; sueurs, durillons, oignons, verrues, ou œil-de-perdrix, engelure, ongle incarné, etc.

GAUJOT et SPILLMANN (E.). Arsenal de la chirurgie contempo-raine. Description, mode d'emploi et appréciation des appareils et instruments en usage pour le diagnostic et le traitement des maladies chirurgicales, l'orthopédie, la prothèse, les opérations simples, générales, spéciales et obstétricales, 1867-1872, 2 vol. in-8 avec 1855 fig. . . 32 fr.
Séparément : Tome II, 1 vol. in-8 de 1086 p. avec 1437 figures.. 18 fr.

GAUTIER (A.). La sophistication des vins, coloration artificielle et mouillage, moyens pratiques de reconnaître la fraude, par A. GAUTIER, professeur agrégé de la Faculté de médecine. Paris, 1877, 1 vol. in-18 jésus de 200 pages. . . . . 2 fr. 50

GERBE. *Voy.* BREHM, DEGLAND, pages 9 et 13.

GERMAIN (de Saint-Pierre). **Nouveau Dictionnaire de botanique**, com-prenant la description des familles naturelles, les propriétés médicales et les usages économiques des plantes, la morphologie et la biologie des végétaux (étude des organes et étude de la vie). Paris, 1870, 1 vol. in-8 de XVI-1388 pages avec 1640 fig . . . . 25 fr.

GIGOT-SUARD. L'Herpétisme, pathogénie, manifestations traitement, pathologie expérimentale et comparée. 1870, 1 vol. gr. in-8, 468 p. 8 fr.

— **Des climats** sous le rapport hygiénique et médical. Guide pratique dans les régions du globe les plus propices à la guérison des maladies chroniques. Paris, 1862, in-18, 600 pages avec 1 planche coloriée. 5 fr.

— **Pathologie expérimentale**. L'uricémie, affections de la peau, des mu-queuses, du poumon, du foie, des reins, du système nerveux, du système circulatoire, des articulations, diabète et cancer, 1875, in-8. . 4 fr. 50

GILLET. Les champignons (fungi, hyménomycètes) qui croissent en France, description et iconographie, propriétés utiles ou vénéneuses. Paris, 1878, 1 vol. in-8, de 828 pages, avec Atlas de 133 planches coloriées, ensemble, 2 vol. cart. . . . . , . 68 fr.

GILLETTE. Chirurgie journalière des hôpitaux de Paris, répertoire de thérapeutique chirurgicale, par P. GILLETTE, chirurgien des hôpi-taux, ancien prosecteur de la Faculté de médecine. Paris, 1878, 1 vol. in-8 de XVI-772 pages avec 662 figures, cart. . . . . 12 fr.

— **Clinique chirurgicale des hôpitaux de Paris.** Paris, 1877, 1 vol. in-8, 324 p. avec fig. . . . . 5 fr.

GIRARD (H.). Études pratiques sur les Maladies nerveuses et mentales, accompagnées de tableaux statistiques, par le docteur H. GIRARD DE CAILLEUX, 1863, 1 vol. grand in-8 de 234 pages. . . . . 12 fr.

GIRARD (M.). Les abeilles, organes et fonctions, éducation et produits, miel et cire, Paris, 1878, 1 vol. in-18 jésus de VIII-280 p. avec 1 planche color. et 30 figures . . . . 4 fr. 50

1...

GIRARD (M.). Les insectes, Traité élémentaire d'Entomologie, comprenant l'histoire des espèces utiles et leurs produits, des espèces nuisibles et des moyens de les détruire, l'étude des métamorphoses et des mœurs, les procédés de chasse et de conservation, par MAURICE GIRARD, président de la Société entomologique de France. Tome I, Introduction. — Coléoptères. Paris, 1873, 1 vol. in-8 de 840 pages, avec atlas de 60 pl et Tome II, Névroptères, Orthoptères, Hyménoptères porte-aiguillon, in-8 de 1028 pages, avec atlas de 15 planches, figures noires. . 50 fr.
Figures coloriées. . . . . 90 fr.
Séparément : Tome II, 2e partie (pages 577 à 1028), fig. noires. 10 fr.
Figures coloriées. . . . . 14 fr.

GLONER. Nouveau dictionnaire de thérapeutique comprenant l'exposé des diverses méthodes de traitement employées par les plus célèbres praticiens pour chaque maladie, par le docteur J.-C. GLONER. Paris, 1874, 1 vol. in-18 de VIII-805 pages. 7 fr.

GODRON (D.-A.). De l'espèce et des races dans les êtres organisés, et spécialement de l'unité de l'espèce humaine. 2e *édition*. Paris, 1872, 2 vol. in-8. . . . . 12 fr.

GOFFRES. Précis iconographique de bandages, pansements et appareils. Nouveau tirage. Paris, 1873, 1 vol. in-18 jésus, 596 pages avec 81 planches gravées. Figures noires, cartonné. . . . . 18 fr.
— LE MÊME, figures coloriées, cartonné. . . . . 36 fr.

GOSSELIN (L.). Clinique chirurgicale de l'hôpital de la Charité, par L. GOSSELIN, membre de l'Institut (Académie des sciences), professeur de clinique chirurgicale à la Faculté de médecine, chirurgien de la Charité. *Troisième édition.* Paris, 1879, 3 vol. in-8, avec figures. . . . . . 36 fr.

GOURRIER. Les lois de la génération, sexualité et conception, par le docteur H.-M. GOURRIER. Paris, 1875, 1 vol. in-18 jésus de 200 p. 2 fr.

GRAEFE. Clinique ophthalmologique, par A. DE GRAEFE, professeur à la Faculté de médecine de Berlin. Edition française publiée par le docteur Ed. MEYER. Paris, 1866, in-8 avec 21 figures. . . . . 8 fr.

GRENIER. Flore de la chaîne jurassique, par Ch. GRENIER, doyen et professeur de botanique à la Faculté des sciences de Besançon. Edition complète, précédée de la *Revue de la Flore du mont Jura*, 3 parties formant 1 vol. in-8 de 1092 pages, cart. . . . . 12 fr.

GRENIER. Contributions à la flore de France, 10 mémoires formant 1 vol. in-8 de 187 pages avec 1 planche. . . . . 3 fr. 50

GRIESINGER. Traité des maladies infectieuses. Maladies des marais, fièvre jaune, maladies typhoïdes (fièvre pétéchiale ou typhus des armées, fièvre typhoïde, fièvre récurrente ou à rechutes, typhoïde bilieuse, peste), choléra. *Deuxième édition* revue et annotée par le Dr E. VALLIN, professeur à l'Ecole du Val-de-Grâce. Paris, 1877, 1 vol. in-8, XXXII-742 pages . . . . 10 fr.

GRIS (A.) Contributions à la physiologie végétale, par Arth. GRIS, aide-naturaliste au Muséum. Paris, 1876, 10 mémoires in-8. . . . 2 fr. 50

GRISOLLE. Traité de la pneumonie, *Deuxième édition,* refondue et augmentée. Paris, 1864, in-8, XVI-744 pages. . . . . 9 fr.
Ouvrage couronné par l'Académie des sciences et l'Académie de médecine (prix Itard).

GROS (J.). Contribution à l'histoire des névrites. Névrite disséminée, par le docteur J. GROS, ancien interne des hôpitaux de Lyon. Paris, 1879, gr. in-8 de 94 pages . . . . 2 fr. 50

GROS (C. H.). Mémoires d'un estomac, écrits par lui-même pour le bénéfice de tous ceux qui mangent et qui lisent, et édités par un ministre de l'intérieur, traduit de l'anglais par le docteur C.-H. Gros. 2e édition, Paris, 1875, 1 vol. in-12 de 186 pages. . . . . 2 fr.

GUARDIA (J. M.). La Médecine à travers les siècles. Histoire et philosophie, par J. M. Guardia, docteur en médecine et docteur ès lettres. Paris, 1865, 1 vol. in-8 de 800 pages. . . . . 10 fr.

GUBLER (A). Cours de thérapeutique, professé à la Faculté de médecine, 1880. 1 vol. in-8 de 600 pages. . . . . 9 fr.
Le cours de thérapeutique professé à la Faculté de médecine par M. Gubler n'a rien de commun avec les *Leçons de thérapeutique* publiées par un de ses élèves.

GUBLER. Commentaires thérapeutiques du Codex medicamentarius ou histoire de l'action physiologique et des effets thérapeutiques des médicaments inscrits dans la pharmacopée française. *Deuxième édition*, revue et augmentée. Paris, 1874, 1 vol. grand in-8, format du Codex, de 900 p. Cartonné. . . . . 15 fr.

GUÉGUEN. Étude sur la marche de la température dans les fièvres intermittentes et les fièvres éphémères. 1878, in-8, avec planches graphiques. . . . . 5 fr.

GUERMONPREZ (F). Contributions à l'étude de la Myosite. 1880, in-8, 113 pages. . . . . 2 fr. 50

GUIBOURT. Histoire naturelle des drogues simples, ou Cours d'histoire naturelle professé à l'Ecole de pharmacie de Paris. *Septième édition*, par G. Planchon, professeur à l'Ecole de pharmacie. Paris, 1876, 4 forts vol. in-8, avec 1077 figures. . . . . 36 fr.

GUILLON (F. G.). Contribution à la chirurgie des voies urinaires, suivie de mémoires sur divers sujets de médecine et de chirurgie. 1879, 1 vol. in-8, 232 pages avec figures. . . . . 5 fr.

GUNTHER. Nouveau manuel de médecine vétérinaire homœopathique ou traitement homœopathique des maladies du cheval, des bêtes bovines, des bêtes ovines, des chèvres, des porcs et des chiens, à l'usage des vétérinaires, des propriétaires ruraux, des fermiers, des officiers de cavalerie et de toutes les personnes chargées du soin des animaux domestiques, 2e *édition*. Paris, 1871, 1 vol. in-18 de xii-504 pag. avec 34 fig. 5 fr.

GUYON. Eléments de chirurgie clinique, comprenant le diagnostic chirurgical, les opérations en général, l'hygiène, le traitement des blessés et des opérés, par J. C. Félix Guyon, professeur à la Faculté de Paris. Paris, 1873, 1 vol. in-8 de xxxviii-672 pages, avec 63 figures. 12 fr.
— **Leçons cliniques sur les maladies des voies urinaires**, professées à l'hôpital Necker. Paris, 1880, 1 vol. gr. in-8 de 900 p. avec fig. dans le texte.

HAHNEMANN. Exposition de la doctrine médicale homœopathique, ou Organon de l'art de guérir. *Cinquième édition*, augmentée de commentaires et précédée d'une notice sur l'auteur, par le docteur Léon Simon. Paris, 1873, 1 vol. in-8 de 640 pages avec le portrait de S. Hahnemann. 8 fr.
— **Traité de matière médicale homœopathique**, comprenant les pathogénésies du Traité de matière médicale pure et du Traité des maladies chroniques. Traduit sur les dernières éditions allemandes par Léon Simon, médecin de l'hôpital Hahnemann, et V.-P. Léon Simon, médecin-adjoint de l'hôpital Hahnemann. Paris, 1877, tome I, in-8, xvi-700 p. . . . 8 fr.
— 1880, t. II, in-8.
— **Etudes de médecine homœopathique.** Paris, 1855, 2 séries publiées chacune en 1 vol. in-8 de 600 pages. Prix de chacune. . . . . . . 7 fr.

HALLOPEAU. Du mercure, action physiologique et thérapeutique, par le Dr H. HALLOPEAU, médecin des hôpitaux. Paris, 1878, gr. in-8, 275 p. 5 fr.

HAMMOND. Traité des maladies du système nerveux comprenant les maladies du cerveau, les maladies de la moelle et de ses enveloppes, les affections cérébro-spinales, les maladies du système nerveux périphérique et les maladies toxiques du système nerveux, par W. HAMMOND, professeur des maladies mentales et nerveuses à l'Université de New-York. Traduction française augmentée de notes et d'un appendice, par le docteur F. LABADIE-LAGRAVE. 1879, 1 v. gr. in-8 de xxiv-1500 p. avec 116 fig., cart. 22 fr.

HARRIS et AUSTEN. Traité théorique et pratique de l'art du dentiste, par CHAPIN, A. HARRIS et PH. AUSTEN, traduit de l'anglais et annoté par le docteur E. ANDRIEU. Paris, 1874, 1 vol. in-8 de 976 pages avec 465 figures. Cartonné. . . . . 17 fr.

HÉRAUD. Nouveau dictionnaire des plantes médicinales, description, habitat et culture, récolte, conservation, partie usitée, composition chimique, formes pharmaceutiques et doses, action physiologique, usages dans le traitement des maladies, suivi d'une étude générale sur les plantes médicinales au point de vue botanique, pharmaceutique et médical, avec une clef dichotomique, tableau des propriétés médicales et mémorial thérapeutique, par le docteur A. HÉRAUD, professeur d'histoire naturelle à l'Ecole de médecine de Toulon. 1875, 1 vol. in-18, cartonné, de 600 pages, avec 261 figures. 6 fr.

— **Les secrets de la science, de l'industrie et de l'économie domestique**. Recettes, formules et procédés d'une utilité générale et d'une application journalière, par le docteur A. HÉRAUD, professeur à l'Ecole de médecine navale de Toulon. Paris, 1879, 1 vol. in-18 jésus, x-654 p. avec 205 figures. . . . . 6 fr.

HERING. Médecine homœopathique domestique, par le Dr C. HERING. Traduction nouvelle, augmentée d'indications nombreuses et précédée de conseils d'hygiène et de thérapeutique générale, par le docteur LÉON SIMON. *Sixième édition*. Paris, 1873, in-12, xii-756 pages avec 169 figures, cart. . . . . 7 fr.

HIPPOCRATE. Œuvres complètes, traduction nouvelle, avec le texte en regard, collationnée sur les manuscrits et toutes les éditions; accompagnée d'une introduction, de commentaires médicaux, de variantes et de notes philologiques; suivie d'une table des matières, par E. LITTRÉ. Ouvrage complet. Paris, 1839-1861, 10 vol. in-8, de 700 p. chacun. 100 fr.
Il a été tiré quelques exemplaires sur jésus vélin. Prix de chaque volume. . . . . 15 fr.

HIRSCHEL. Guide du médecin homœopathe au lit du malade, pour le traitement de plus de mille maladies, et Répertoire de thérapeutique homœopathique, par le docteur B. HIRSCHEL. Nouvelle traduction faite sur la 8e édition allemande, par le docteur V. Léon SIMON. *Deuxième édition*. Paris, 1874, 1 vol. in-18 jésus de xxiv-540 pages. . . . . 5 fr.

HOFFMANN (Ach.). **L'homœopathie exposée aux gens du monde**, par le Dr Achille HOFFMANN (de Paris). Paris, 1870, in-18 jésus de 142 p. 1 fr. 25

HOFMANN (E). **Traité de médecine légale**, par E. HOFMANN, professeur à la Faculté de médecine de Vienne avec une introduction et des commentaires par P. BROUARDEL, professeur à la Faculté de médecine. Paris. 1880, in-8. . . . .

HOLMES. Thérapeutique des maladies chirurgicales des enfants, par T. HOLMES, chirurgien de l'hôpital des Enfants malades, chirurgien de Saint-George's Hospital, ouvrage traduit et annoté par O. LARCHER. Paris, 1870, 1 vol. in-8 de 917 pages avec 330 figures. . . . . . 15 fr.

HUBERT (Eug.). **Cours d'accouchements** professé à l'Université de Louvain. 1878, 2 vol. grand in-8 avec figures dans le texte. . . . 18 fr.

HUETTE. Histoire thérapeutique du bromure de potassium. Paris, 1870, in-8. . . . . 3 fr.

HUFELAND. L'art de prolonger la vie ou la Macrobiotique, par C. W. HUFELAND, nouvelle édition française, augmentée de notes par J. PELLAGOT. Paris, 1871, 1 vol. in-18 jésus de 640 pages. . . . . . 4 fr.

HUGHES (R.). **Action des médicaments homœopathiques,** ou éléments de pharmaco-dynamique, traduit de l'anglais et annoté par le docteur I. GUÉRIN-MÉNEVILLE. Paris, 1874, 1 vol. in-18 jésus de XVI-647 p. 6 fr.

HUGUENIN. Anatomie des centres nerveux, par HUGUENIN, professeur à l'Université de Zurich, traduit par Th. KELLER et annoté par le docteur Mathias Duval. 1879, in-8 de 368 pages avec 149 figures. . . . . 8 fr.

HUGUIER. Mémoire sur les allongements hypertrophiques du col de l'utérus dans les affections désignées sous les noms de *descente,* de *précipitation de cet organe,* et sur leur traitement par la résection ou l'amputation de la totalité du col suivant la variété de cette maladie, in-4, 231 pages, avec 13 planches lithographiées. . . . . 15 fr.

HUGUIER. De l'hystérométrie et du cathétérisme utérin, de leurs applications au diagnostic et au traitement des maladies de l'utérus et de ses annexes et de leur emploi en obstétrique. Paris, 1865, in-8 de 400 pages avec 4 planches lithographiées. . . . . 6 fr.

HURTREL-D'ARBOVAL. Dictionnaire de médecine, de chirurgie et d'hygiène vétérinaires, par L. H. J. HURTREL-D'ARBOVAL. Édition entièrement refondue et augmentée de l'exposé des faits nouveaux observés par les plus célèbres praticiens français et étrangers, par A. ZUNDEL, vétérinaire supérieur d'Alsace-Lorraine. Paris, 1877, 3 vol. grand in-8 à 2 colonnes, avec 1680 figures. *Ouvrage complet.* . . . . 60 fr.

HUXLEY. La place de l'homme dans la nature, traduit, annoté, précédé d'une introduction et suivi d'un compte rendu des travaux anthropologiques du Congrès international d'anthropologie et d'archéologie préhistoriques, tenu à Paris (session de 1867), par le docteur E. Dally, avec une préface de l'auteur. Paris, 1868, in-8 de 368 pages, avec 68 fig. 7 fr.

— **Éléments d'anatomie comparée des animaux vertébrés.** Traduit de l'anglais, revu par l'auteur et précédé d'une préface par CH. ROBIN, membre de l'Institut (Académie des sciences). Paris, 1875, 1 vol. in-18 jésus de 600 pages, avec 122 figures. . . . . 6 fr.

— **Les sciences naturelles** et les problèmes qu'elles font surgir (*Lay Sermons*). Edition française publiée avec le concours de l'auteur et accompagnée d'une Préface nouvelle. Paris, 1877, 1 vol. in-18 jésus de 500 pages. . . . . 4 fr.

IMBERT-GOURBEYRE. Des paralysies puerpérales. Paris, 1861, 1 vol. in-4 de 80 pages. . . . . 2 fr. 50

JAHR. Nouveau Manuel de Médecine homœopathique, divisé en deux parties : 1° Manuel de matière médicale, ou Résumé des principaux effets des médicaments homœopathiques, avec indication des observations cliniques ; 2° Répertoire thérapeutique et symptomatologique, ou table alphabétique des principaux symptômes des médicaments homœopathiques, avec des avis cliniques. *Huitième édition* revue et augmentée. 1872, 4 vol. in-18 jésus. . . . . 18 fr.

— **Principes et règles qui doivent guider dans la pratique de l'Homœopathie.** Exposition raisonnée des points essentiels de la doctrine médicale de HAHNEMANN. Paris, 1857, in-8 de 528 pages. . . . . . 7 fr.

— **Du Traitement homœopathique des Affections nerveuses** et des Maladies mentales. Paris, 1854, 1 vol. in-12 de 600 pages. . . . . . . 6 fr.

JAHR. Du Traitement homœopathique des Maladies des Organes de la Digestion, comprenant un précis d'hygiène générale et suivi d'un répertoire diététique à l'usage de tous ceux qui veulent suivre le régime rationnel de la méthode de Hahnemann. Paris, 1859, 1 vol. in-18 jésus de 520 pages. . . . . 6 fr.

JEANNEL (J.). Formulaire officinal et magistral, international, comprenant environ 4,000 formules tirées des Pharmacopées légales de la France et de l'étranger ou empruntées à la pratique des thérapeutistes et des pharmacologistes, avec les indications thérapeutiques, les doses des substances simples et composées, le mode d'administration, l'emploi des médicaments nouveaux, etc., suivi d'un mémorial thérapeutique, par J. JEANNEL, pharmacien-inspecteur, professeur à la Faculté de Lille. *Deuxième édition.* Paris, 1876, 1 vol. in-18 de xxxvi-966 pages. cart. 6 fr.

— **De la prostitution dans les grandes villes, au dix-neuvième siècle**, et de l'extinction des maladies vénériennes ; questions générales d'hygiène, de moralité publique et de légalité, mesures prophylactiques internationales, réformes à opérer dans le service sanitaire ; discussion des règlements exécutés dans les principales villes de l'Europe. Ouvrage précédé de documents relatifs à la prostitution dans l'Antiquité. *Deuxième édition*, refondue et complétée par des documents nouveaux. Paris, 1874, 1 vol. in-18 de 650 pages avec figures. . . . . 5 fr.

JEANNEL (M.). Arsenal du diagnostic médical, mode d'emploi et appréciation des instruments d'exploration employés en seméiologie et en thérapeutique, avec les applications au lit du malade, par le docteur Maurice JEANNEL. Paris, 1877, 1 vol. in-8 de xvi-440 p., avec 262 fig. 7 fr.

— **L'Infection purulente ou pyohémie**, ouvrage couronné par la Société de chirurgie, 1880, in-8.

JOBERT. De la réunion en chirurgie, 1864, 1 vol. in-8, xvi-720 pages, 7 pl. dessinées d'après nature, gravées en taille-douce et color. 12 fr.

JOLLY. Le tabac et l'absinthe, leur influence sur la santé publique, sur l'ordre moral et social, par le docteur Paul JOLLY, membre de l'Académie de médecine Paris, 1876, 1 vol. in-18 jésus, de 216 pages. . . . . 2 fr.

— **Hygiène morale.** Paris, 1877, 1 vol. in-18 jésus, 300 pages. . 2 fr.
    Table des matières. L'homme, la vie, l'instinct, la curiosité, l'imitation, l'habitude, la mémoire, l'imagination, la volonté.

Journal des sciences médicales de Lille, revue mensuelle publiée par des professeurs de la Faculté libre de médecine et de pharmacie. Paraît depuis novembre 1878. Un an. . . . . 15 fr.

JOUSSET (P.). Éléments de pathologie et de thérapeutique générales, Paris, 1873, 1 vol. in-8 de 243 pages. . . . . 4 fr.

— **Leçons de clinique médicale.** Paris, 1877, gr. in-8° xi-552 p. 7 fr. 50

— **Éléments de médecine pratique**, contenant le traitement homœopathique de chaque maladie. *Deuxième édition.* Paris, 1877, 2 vol. in-8. 15 fr.

JULLIEN. De la transfusion du sang, 1875, 1 vol. in-8 de 329 pages, avec figures . . . . 5 fr.

JULLIEN (Louis). Traité pratique des maladies vénériennes, 1879, 1 volume in-8 de 1120 pages avec 127 figures, cartonné. . . . . . 20 fr.

KIENER (L. C.). Species général et iconographie des coquilles vivantes, comprenant la collection du Muséum d'histoire naturelle de Paris, la collection Lamarck et les découvertes récentes des voyageurs, par L. C. KIENER, continuée par le Dr FISCHER, aide-naturaliste au Muséum d'histoire naturelle. Paris, 1837-1880, 12 vol. in-8° avec 902 planches col. 900 fr.
    L'ouvrage est complet en 165 livraisons. Prix de chacune, de 6 planches color. et 24 pages de texte, grand in-8, fig. color. 6 fr. — In-4, fig. col. . . . . 12 fr.

I et II. Famille des Enroulées (genres Porcelaine, 57 pl. ; Ovule, 6 pl. ; Tarière, 1 pl.; Ancillaire, 6 pl.; Cône, 111 pl.).

III. Famille des Columellaires (genres Mitre, 34 pl.; Volute, 52 pl.; Marginelle, 13 pl.).

IV. Famille des Ailées (genres Rostellaire, 4 pl. ; Ptérocère, 10 pl.; Strombe, 34 pl.).

V. Famille des Canalifères, 1ʳᵉ partie (genres Cérite, 32 pl.; Pleurotome 27 pl. ; Fuseau, 31 pl.).

VI. Famille des Canalifères, 2ᵉ partie (genres Pyrule, 15 pl. ; Fasciolaire, 13 pl. ; Turbinelle, 21 pl. ; Cancellaire, 9 pl.).

VII. Famille des Canalifères, 3ᵉ partie (genres Rocher, 47 pl. ; Triton, 18 pl. ; Ranélle, 15 pl.).

VIII. Famille des Purpurifères, 1ʳᵉ partie (genres Cassidaire, 2 pl.; Casque, 16 pl.; Tonne, 5 pl. ; Harpe, 6 pl.; Pourpre, 46 pl.).

IX. Famille des Purpurifères, 2ᵉ partie (genres Colombelle, 16 pl. ; Buccin, 31 pl. ; Eburne, 3 pl.; Struthiolaire, 2 pl.; Vis, 14 pl.).

X. Famille des Turbinacées, 1ʳᵉ partie (genres Turritelle, 14 pl. ; Scalaire, 7 pl.; Cadran, 4 pl.; Roulette, 3 pl.; Dauphinule, 4 pl.; Phasianelle, 5 pl.).

XI. Famille des Turbinacées, 2ᵉ partie (genre Turbo) iv-128 pages, 43 planches . . . . , 50 fr.

XII. Famille des Turbinacées, 3ᵉ partie (genres Calcar, Trochus, Xénophora, Tectarius et Risella, 1880, 480 pages, 120 planches . . 140 fr.

La Famille des Plicacées (genres Tornatelle, 1 pl.,Pyramidelle, 2 pl.) ; la Famille des Myaires (genre Thracie, 2 pl.), doivent être reliées avec le 1ᵉʳ volume des Turbinacées.

Les livraisons 139 et 140 contiennent le texte complet du genre TURBO rédigé par M. Fischer. 128 pages et 6 pl. nouv.

Les livraisons 141 à 165 contiennent le texte du genre TROQUE et 70 planches nouvelles par M. Fischer, pl. 44, 47 à 49, 53, 54, 57 à 120 (fin de l'ouvrage).

On peut acquérir châque famille, chaque genre séparément.

KOEBERLÉ. Des maladies des ovaires et de l'ovariotomie, par E. Koeberlé. Paris, 1878, in-8, 135 pages avec figures. . . . . . . 4 fr. 50

KUSS et DUVAL. Cours de physiologie, d'après l'enseignement du professeur Kuss, publié par Mathias Duval, professeur agrégé de la Faculté de médecine de Paris. *Quatrième édition*, complétée par l'exposé des travaux les plus récents. Paris, 1879, 1 v. in-18 jés., viii-660 p., avec 160 fig., cart. . . . . 8 fr.

LABADIE-LAGRAVE. Du froid en thérapeutique, par le docteur F. Labadie-Lagrave, médecin des hôpitaux de Paris. Paris. 1878, 1 volume, in-8°, 282 pages, avec 26 pl. de tracés de température lithographiées et fig. . . . . 6 fr.
Voy. Hammond, page 20.

LABOULBÈNE. Nouveaux éléments d'anatomie pathologique descriptive et histologique. Paris, 1879, 1 vol. gr. in-8, 930 pages, avec 297 fig. dans le texte. . . . . 20 fr.

— **L'Hôpital de la Charité** de Paris. 1606-1878. Paris, 1879, in-8. 3 fr.

LA POMMERAIS. Cours d'Homœopathie, par le docteur Ed. Couty de la Pommerais. Paris, 1863, in-8, 555 pages. . . . . 4 fr.

LAVERAN et TEISSIER. Nouveaux éléments de pathologie et de clinique médicales, par A. Laveran, professeur agrégé à l'École de médecine militaire du Val-de-Grâce, et J. Teissier, professeur agrégé à la Faculté de médecine de Lyon. Paris, 1879, Tome I et Tome II, 1ʳᵉ partie. petit in-8 avec fig. intercalées dans le texte. L'ouvrage complet. 15 fr

LAYET. Hygiène des professions et des industries, précédé d'une étude générale des moyens de prévenir et de combattre les effets nuisibles de tout travail professionnel, par le docteur ALEXANDRE LAYET, professeur à la Faculté de médecine de Bordeaux. Paris, 1875, 1 v. in-12 de xiv-560 pages. . . . . 5 fr.

LEBERT. Traité d'Anatomie pathologique générale et spéciale, ou Description et iconographie pathologique des affections morbides, tant liquides que solides, observées dans le corps humain. *Ouvrage complet.* Paris, 1855-1861. 2 vol. in-fol. de texte, et 2 vol. in-fol. comprenant 200 planches dessinées d'après nature, gravées et coloriées. . . . . 615 fr.

Le tome Ier comprend : texte, 760 pages, et tome Ier, planches 1 à 94 (livraisons I à XX).

Le tome II comprend : texte, 734 pages, et le tome II, planches 95 à 200 (livraisons XXI à XLI).

On peut toujours souscrire en retirant régulièrement plusieurs livraisons. Chaque livraison est composée de 30 à 40 p. de texte, sur beau papier vélin, et de 5 pl. in-folio gravées et coloriées. Prix de la livraison. 15 fr.

Cet ouvrage est le fruit de plus de douze années d'observations dans les nombreux hôpitaux de Paris. Aidé du bienveillant concours des médecins et des chirurgiens de ces établissements, trouvant aussi des matériaux précieux et une source féconde dans les communications et les discussions des Sociétés anatomiques, de biologie, de chirurgie et médicale d'observation, M. Lebert réunissait tous les éléments pour entreprendre un travail aussi considérable.

Après l'examen des planches de M. Lebert, un des professeurs les plus compétents et les plus illustres de la Faculté de Paris, écrivait : « J'ai admiré l'exactitude, la beauté, la nouveauté des planches qui composent la majeure partie de cet ouvrage : j'ai été frappé de l'immensité des recherches originales et toutes propres à l'auteur qu'il a dû exiger. *Cet ouvrage n'a pas d'analogue en France ni dans aucun pays.* »

LE BLOND. Manuel de gymnastique hygiénique médicale, comprenant les exercices du corps et leurs applications au développement des forces, à la conservation de la santé et au traitement des maladies. Avec une Introduction par le docteur H. BOUVIER. Paris, 1877, 1 vol. in-18 jésus, avec 80 fig. . . . . 5 fr.

LEFORT (Jules). Traité de chimie hydrologique comprenant des notions générales d'hydrologie et l'analyse chimique des eaux douces et des eaux minérales, 2e *édition;* Paris, 1873, 1 vol. in-8, 798 pages avec 50 figures et une planche chromolithographiée. . . . . 12 fr.

LEGOUEST. Traité de Chirurgie d'armée, par L. LEGOUEST, médecin-inspecteur de l'armée, ex-professeur à l'Ecole du Val-de-Grâce. *Deuxième édition.* Paris, 1872, 1 fort vol. in-8 de 800 p. avec 149 fig. . . . . 14 fr.

LETIEVANT. Traité des sections nerveuses, physiologie pathologique, indications, procédés opératoires, par le docteur LETIEVANT, chirurgien des hôpitaux de Lyon. Paris, 1873, 1 vol. in-8 avec 20 figures. . . . . 8 fr.

LEUDET. Clinique médicale de l'Hôtel-Dieu de Rouen, par le docteur E. LEUDET, médecin en chef de l'Hôtel-Dieu de Rouen. 1874, 1 vol. in-8 de 650 pages. . . . . 8 fr.

LEURET et GRATIOLET. Anatomie comparée du système nerveux considérée dans ses rapports avec l'intelligence; 1839-1857. *Ouvrage complet.* 2 vol. in-8 et atlas de 32 pl. in-folio, dessinées d'après nature et gravées avec le plus grand soin. Fig. noires. . . . . 48 fr.

LE MÊME, figures coloriées. . . . . 96 fr.

Séparément le tome II. Paris, 1857, in-8 de 692 pages, avec atlas de 16 planches dessinées d'après nature, gravées. Figures noires. . . 24 fr.

Figures coloriées. . . . . 48 fr.

LEVY (MICHEL). Traité d'hygiène publique et privée, par MICHEL LEVY, directeur du Val-de-Grâce. *Sixième édition,* 1879, 2 vol. gr. in-8, ensemble 1900 pages avec figures. . . . . 20 fr.

LEYDEN (E). **Traité clinique des maladies de la moelle épinière** par E. Leyden, professeur de clinique médicale à l'Université de Berlin, traduit avec le concours de l'auteur par les docteurs Eugène Richard et Ch. Viry, 1879, 1 vol. gr. 850 pages. . . . . 14 fr.

LOMBARD. **Traité de climatologie médicale,** comprenant la météorologie médicale et l'étude des influences du climat sur la santé, par le docteur H. C. Lombard, de Genève. Paris, 1877-1879, 4 vol. in-8°. 40 fr.

— **Atlas de la distribution géographique des principales maladies** dans ses rapports avec les climats. 1880, in-4° de vingt-cinq cartes imprimées en couleurs avec texte explicatif, cart. . . . . . 12 fr.
Cet atlas est le complément nécessaire du *Traité de climatologie médicale.*

— **Les stations sanitaires au bord de la mer et dans les montagnes,** les stations hivernales, choix d'un climat pour prévenir ou guérir les maladies, 1880, in-8° 92 pages. . . . . 2 fr.

LORAIN. Études de médecine clinique et physiologique. *Le Choléra observé à l'hôpital Saint-Antoine.* Paris, 1868, 1 vol. grand in-8 raisin de 300 pages avec planches graphiques, dont plusieurs coloriées. 7 fr.

— *Le Pouls, ses variations et ses formes diverses dans les maladies.* Paris, 1870, 1 vol. gr. in-8, 372 pages avec 488 fig. . . . . 10 fr.

— **De la température du corps humain** et de ses variations dans les diverses maladies, par P. Lorain professeur à la Faculté de Médecine. Publication faite par les soins du professeur Brouardel, médecin de l'hôpital Saint-Antoine. 1878, 2 vol. gr. in-8, avec figures et portrait. . . 30 fr.

— **De l'Albuminurie.** Paris, 1860, in-8, avec une planche . . 2 fr. 50

— Voy. Valleix, *Guide du Médecin praticien.*

LUCAS-CHAMPIONNIÈRE (Just). Chirurgie antiseptique, principes, modes d'applications, et résultats par le docteur Just Lucas-Championnière, chirurgien de la maternité de l'hôpital Cochin. *Deuxième édition,* complètement refondue. Paris, 1880, 1 vol. in-18, 305 pages et 15 figures dans le texte. . . . . 5 fr.

LUTON. Traité des injections sous-cutanées à effet local. Méthode de traitement applicable aux névralgies, aux points douloureux, au goître, aux tumeurs, etc., par le docteur A. Luton, professeur de clinique médicale à l'Ecole de médecine de Reims, médecin de l'Hôtel-Dieu de cette ville. Paris, 1875, 1 vol. in-8 de viii-380 pages. . . . . 6 fr.

LUYS (J.). Iconographie photographique des centres nerveux. Paris, 1873, 1 vol. gr. in-4° de texte et d'explication des planches viii-74, 40 pages avec atlas de 70 photogr. et 65 schémas lithogr., cart. en 2 vol.. . . . . 150 fr.

— **Études de physiologie et de pathologie cérébrales.** Des actions réflexes du cerveau dans les conditions normales et morbides de leurs manifestations. Paris, 1874, 1 vol. gr. in-8 de xii-200 pages, avec 2 pl. contenant 8 fig. tirées en lithographie et 2 fig. tirées en photoglyptie. 5 fr.

LYELL. L'Ancienneté de l'homme, prouvée par la géologie, et remarques sur les théories relatives à l'origine des espèces par variation. *Deuxième édition* française revue et corrigée par Hamy. Paris, 1870, in-8 de xvi-560 pag. avec 68 figures. — **Précis de Paléontologie humaine,** par Hamy, servant de supplément. Paris, 1870, 1 vol. in-8, avec figures. 16 fr.

— *Séparément,* **Précis de Paléontologie humaine,** par Hamy. Paris, 1870, 1 vol. in-8 avec fig. . . . . 7 fr.

MAGITOT (E.). Mémoire sur les tumeurs du périoste dentaire et sur l'ostéo-périostite alvéolo-dentaire. *Deuxième édit.* Paris, 1873, in-8, avec 1 pl. . . . . 3 fr.

MAGNE. Hygiène de la vue, par le docteur A. MAGNE. *Quatrième édition,* revue et augmentée. Paris, 1866, in-18 jés. de 350 p. avec 30 fig.   3 fr.

MAGNIN (Antoine). Recherches sur la géographie botanique du Lyonnais. Bas-plateaux lyonnais, Cotière méridionale de la Dombes, par par ANTOINE MAGNIN, docteur en médecine, docteur ès sciences naturelles, secrétaire général de la société botanique de Lyon etc., Paris, 1880, 1 vol. grand in-8° 160 pages avec 2 cartes coloriées.. . . . . . .   8 fr.

MAHÉ. Manuel pratique d'hygiène navale, ou des moyens de conserver la santé des gens de mer, à l'usage des officiers mariniers et marins des équipages de la flotte, par le docteur J. MAHÉ, médecin-professeur de la marine. Ouvrage publié sous les auspices du ministre de la marine et des colonies. Paris, 1874, 1 vol. in-18 de xv-451 pages. Cartonné.   3 fr. 50

— **Programme de séméiotique et d'étiologie, pour l'étude des maladies exotiques et principalement des maladies des pays chauds,** 1879, 1 vol. in-8°, 428 pages. . . . .   7 fr.

MANDL (L.). Hygiène de la voix parlée ou chantée, suivie du formulaire pour le traitement des affections de la voix, par L. MANDL. *Deuxième édition.* 1879, 1 vol. in-12 de 308 p., cart. . . . .   4 fr. 50

MARCHAND (A. H.). Étude sur l'extirpation de l'extrémité inférieure du rectum, par le docteur A.-H. MARCHAND, professeur agrégé de la Faculté de médecine de Paris. Paris, 1873, in-8 de 124 pages.   2 fr. 50

— **Des accidents qui peuvent compliquer la réduction des luxations traumatiques.** 1875, 1 vol. in-8 de 149 pages. . . . .   3 fr.

MARCHANT (Léon). Étude sur les maladies épidémiques, avec une réponse aux quelques réflexions sur le mémoire de l'angine épidémique. *Seconde édition,* corrigée et augmentée. Paris, 1861, in-12, 92 p.   1 fr.

MARTEL. Accommodation en obstétrique. Paris, 1878, gr. in-8.   3 fr. 50

— **De la mort apparente chez le nouveau-né.** 1874, in-8 . . . . .   2 fr.

MARTINS. Du Spitzberg au Sahara. Étapes d'un naturaliste au Spitzberg, en Laponie, en Écosse, en Suisse, en France, en Italie, en Orient, en Égypte et en Algérie par CHARLES MARTINS, professeur d'histoire naturelle à la Faculté de Montpellier. Paris, 1866, in-8, xvi-620 pages.. .   8 fr.

MARVAUD (Angel). Les aliments d'épargne : alcool et boissons aromatiques, café, thé, coca, cacao, maté, par le docteur MARVAUD. 2ᵉ édit. Paris, 1874, 1 vol. in-8 de 504 pages avec figures. . . . . . .   6 fr.

MAYER. Des Rapports conjugaux, considérés sous le triple point de vue de la population, de la santé et de la morale publique. *Sixième édit.,* revue et augmentée. Paris, 1874, 1 v. in-18 jésus de 422 pag.. .   3 fr.

— **Conseils aux femmes sur l'âge de retour,** médecine et hygiène. Paris, 1875. 1 vol. in-12 de 256 pages. . . . .   3 fr.

MEHU. Voir *Annuaire pharmaceutique,* page 6.

MÉLIER. Relation de la fièvre jaune, survenue à Saint-Nazaire en 1861, lue à l'Académie de médecine en avril 1863, suivie d'une réponse aux discours prononcés dans le cours de la discussion et de la loi anglaise sur les quarantaines. 1863, in-4 de 276 pages avec 3 cartes. . . .   10 fr.

MIARD (A.). Des troubles fonctionnels et organiques, de l'amétropie et de la myopie en particulier, de l'accommodation binoculaire et cutanée dans les vices de la réfraction, par le docteur ANTONY MIARD, ancien chef de clinique ophthalmique. Paris, 1873, 1 vol. in-8 de viii-460 pag.   7 fr.

MOITESSIER. La Photographie appliquée aux recherches micrographiques, Paris, 1866, 1 vol. in-18 jésus, avec 41 figures gravées d'après des photographies et 3 planches photographiques. . . . . . .   7 fr.

MOLÉ. Signes précis du début de la convalescence dans les maladies aiguës, par le docteur Léon MOLÉ. Paris, 1870, grand in-8 de 112 pag. avec 23 figures. . . . .   3 fr.

MOLINARI (Ph. de). Guide de l'homœopathiste, indiquant les moyens de se traiter soi-même dans les maladies les plus communes en attendant la visite du médecin. *Seconde édit.* Bruxelles, 1861, in-18 de 256 pag. 5 fr.

MONOD. Étude sur l'angiome simple sous-cutané circonscrit, nævus vasculaire sous-cutané, angiome lipomateux, angiome lobulé, suivi de quelques remarques sur les angiomes circonscrits de l'orbite, par Ch. Monod, professeur agrégé de la Faculté de médecine de Paris. Paris, 1873, in-8 de 86 pages avec 2 planches . . . . 2 fr. 50

— **Étude comparative des diverses méthodes de l'Exérèse.** 1875, 1 vol. in-8 de 175 pages. . . . . 2 fr. 50.

MONDOT (Louis). De la stérilité de la femme, par le docteur Louis Mondot, ex-chef de clinique à la Faculté de médecine de Montpellier. 1 vol. in-18, vii-400 pages. . . . . 5 fr.

MONTANÉ. Étude anatomique du crâne chez les microcéphales, Paris, 1874, grand in-8 de 80 pages, avec 6 planches. . . . . . . 3 fr. 50

MOQUIN-TANDON. Éléments de Botanique médicale, contenant la description des végétaux utiles à la médecine et des espèces nuisibles à l'homme, vénéneuses ou parasites, précédée de Considérations sur l'organisation et la classification des végétaux. *Troisième édition.* Paris, 1875, 1 vol. in-18 jésus, avec 128 figures. . . . . 6 fr.

— **Histoire naturelle des Mollusques terrestres et fluviatiles de France,** contenant des études générales sur leur anatomie et leur physiologie, et la description particulière des genres, des espèces, des variétés. Ouvrage complet. Paris, 1855, 2 vol. grand in-8 de 450 pages, avec un Atlas de 54 planches dessinées d'après nature et gravées. L'ouvrage complet, avec figures noires. . . . . 42 fr.

  L'ouvrage complet avec figures coloriées.. . . . . 66 fr.

  Cartonnage de 3 vol. grand in-8. . . . . 4 fr. 50

Le tome Ier comprend les études sur l'anatomie et la physiologie des mollusques. — Le tome II comprend la description particulière des genres, des espèces et des variétés.

L'ouvrage de M. Moquin-Tandon est utile non-seulement aux savants, aux professeurs, mais encore aux collecteurs de coquilles, aux simples amateurs.

MORACHE. Traité d'hygiène militaire, par G. Morache, professeur agrégé à l'Ecole d'application de médecine (Val-de-Grâce). Paris, 1874, 1 vol. in-8 de 1050 pages avec 175 figures.. . . . . 16 fr.

MOREL (Ch.) Traité d'histologie humaine, normale et pathologique. *Troisième édition.* Paris, 1879, in-8, 418 pages avec atlas de 36 planches dessinées d'après nature par A. Villemin, professeur à l'Ecole de médecine du Val-de-Grâce et gravées. . . . . 16 fr.

MOREL (Ch). Le Cerveau, sa topographie anatomique par le docteur Ch. Morel, professeur d'histologie à la Faculté de médecine de Nancy. Paris, 1880, in-4°, v-50 pages et 17 planches en partie coloriées.. . . . 7 fr. 50

MOSSÉ (A.). Étude sur l'Ictère grave, par le docteur A. Mossé, 1880, gr. in-8° 176 pages avec pl.. . . . . 4 fr.

NAEGELE et GRENSER. Traité pratique de l'art des accouchements, traduit sur la dernière édition allemande, annoté et mis au courant des derniers progrès de la science, par G. A. Aubenas, profess. à la Faculté de médecine de Strasbourg. Ouvrage précédé d'une introduction par J. A. Stoltz, doyen de la Faculté de médecine de Nancy. *Deuxième édition.* Paris, 1880, 1 vol. in-8 de 800 pages, avec une planche sur acier et 207 figures. 12 fr.

NUSSBAUM (J. N. de). Le pansement antiseptique, exposé specialement d'après la méthode de Lister, par de Nussbaum, professeur de clinique chirurgicale à l'Université de Munich. Traduit par le docteur E. de la Harpe, 1880, gr. in-8, 185 pages. . . , ... 3 fr.

ORÉ. Le chloral et la médication intra-veineuse, études de physiologie expérimentale, application à la thérapeutique et à la toxicologie, par le Dr Oré, professeur à l'Ecole de médecine de Bordeaux. Paris, 1877, 1 vol. gr. in-8, 384 p., avec 3 pl. chromolithographiques et graphiques.   9 fr.

— **Études historiques, physiologiques et cliniques sur la transfusion du sang.** *Deuxième édition.* Paris, 1876, in-8, 704 p., avec pl. et fig. 12 fr.

ORIARD (F.). L'homœopathie mise à la portée de tout le monde. *Troisième édition.* Paris, 1863, in-18 jésus, 370 pages. . . . . . .   4 fr.

* **ORIBASE. Œuvres,** texte grec, en grande partie inédit, collationné sur les manuscrits, traduit pour la première fois en français, avec une introduction, des notes, des tables et des planches, par les docteurs Bussemaker, Daremberg et A. Molinier. Paris, 1851-1876, 6 vol. in-8 de 700 pages chacun. Ouvrage complet. . . . .   72 fr.

OUDET. Recherches anatomiques, physiologiques et microscopiques sur les Dents et sur leurs maladies, comprenant : 1° Mémoire sur l'altération des dents désignée sous le nom de carie; 2° sur l'odontogénie; 3° sur les dents à couronnes; 4° de l'accroissement continu des dents incisives chez les rongeurs. Paris, 1862, in-8, avec une pl. . . . .   4 fr.

PARENT-DUCHATELET. De la Prostitution dans la ville de Paris, considérée sous le rapport de l'hygiène publique, de la morale et de l'administration; ouvrage appuyé de documents statistiques puisés dans les archives de la préfecture de police. *Troisième édition,* complétée par des documents nouveaux et des notes, par MM. A. Trébuchet et Poirat-Duval, chefs de bureau à la préfecture de police, suivie d'un précis hygiénique, statistique et administratif sur la prostitution dans les principales villes de l'Europe. Paris, 1857; 2 forts volumes in-8 de chacun 750 pages avec cartes et tableaux.   18 fr.

Le *Précis hygiénique, statistique et administratif sur la Prostitution dans les principales villes de l'Europe* comprend pour la France : Bordeaux, Brest, Lyon, Marseille, Nantes, Strasbourg, l'Algérie; pour l'Etranger : l'Angleterre et l'Ecosse, Berlin, Berne, Bruxelles, Christiania, Copenhague, l'Espagne, Hambourg, la Hollande, Rome, Turin.

PARISEL. *Voy.* Annuaire pharmaceutique, page 6.

PARSEVAL (LUD.). Observations pratiques de Samuel Hahnehann, et Classification de ses recherches sur les **Propriétés caractéristiques des médicaments.** Paris, 1857-1860, in-8 de 400 pages. . . . .   6 fr.

* **PAULET et LÉVEILLÉ. Iconographie des Champignons,** de Paulet. Recueil de 217 planches dessinées d'après nature, gravées et coloriées, accompagné d'un texte nouveau présentant la description des espèces figurées, leur synonymie, l'indication de leurs propriétés utiles ou vénéneuses l'époque et les lieux où elles croissent, par J. H. Léveillé. Paris, 1855, 1 vol. in-folio de 135 pages, avec 217 planches coloriées, cartonné.   170 fr.

Séparément le texte, par M. Léveillé, pet. in-fol. de 135 pages.   20 fr.

Séparément chacune des dernières planches in-folio coloriées. .   1 fr.

PENARD. Guide pratique de l'Accoucheur et de la Sage-Femme, par le docteur Lucien Penard, chirurgien principal de la marine, professeur d'accouchements à l'Ecole de médecine de Rochefort. *Cinquième édition.* Paris, 1879. 1 vol. in-18, xxiv-550 pages, avec 142 fig. . . . .   5 fr.

PERRET. Erreurs et superstitions, doctrines médicales, par le docteur L. Perret. Paris, 1879, 1 vol. in-8, xii-350 pages. . . . . .   5 fr.

PEYROT. De la valeur thérapeutique et opératoire de l'iridectomie, par le Dr J. J. Peyrot, chirurgien des hôpitaux. 1878, gr. in-8° 104 p.   3 fr. 50

PHARMACOPÉE FRANÇAISE. Voy. *Codex medicamentarius,* page 11.

PICTET. Traité de Paléontologie, ou Histoire naturelle des animaux fossiles considérés dans leurs rapports zoologiques et géologiques,

Deuxième édition, corrigée et augmentée. Paris, 1855-1857, 4 volumes in-8, avec atlas de 110 planches grand in-4. . . . . 80 fr.

PIESSE. Des odeurs, des parfums et des cosmétiques, histoire naturelle, composition chimique, préparation, recettes, industrie, effets physiologiques et hygiène des poudres, vinaigres, dentifrices, pommades, fards, savons, eaux aromatiques, essences, infusions, teintures, alcoolats, sachets, etc., par S. PIESSE, chimiste-parfumeur à Londres. *Seconde édition* française avec le concours de MM. F. CHARDIN-HADANCOURT et Henri MASSIGNON. Paris, 1877, in-18 jés. de xxxvi-580 p., avec 92 fig. 7 fr.

PINARD. Les vices de conformation du bassin, étudiés au point de vue de la forme et des diamètres antéro-postérieurs. Recherches nouvelles de pelvimétrie et de pelvigraphie, par le docteur Ad. PINARD, Paris, 1874, in-4 de 64 pages, avec 100 planches représentant 100 bassins de grandeur naturelle. . . . . 7 fr.

— **Des contre-indications de la version dans la présentation de l'épaule** et des moyens qui peuvent remplacer cette opération. 1875, in-8 de 140 p. 3 fr.

POINCARÉ. Le système nerveux au point de vue normal et pathologique, leçons de physiologie, par le docteur POINCARÉ, professeur à la Faculté de médecine de Nancy. 1873-1876, 3 vol. in-8 de 500 pages avec fig. . . . . 18 fr.

— Séparément le tome III. *Le système nerveux périphérique* au point de vue normal et pathologique. Paris, 1876, in-8, 600 pages avec fig. 8 fr.

PROST-LACUZON. Formulaire pathogénétique usuel, ou Guide homœopathique pour traiter soi-même les maladies. *Cinquième édition*, corrigée et augmentée. Paris, 1877, 1 vol. in-18 de xii-582 pages.. . 6 fr.

PROST-LACUZON et BERGER. Dictionnaire vétérinaire homœopathique, ou guide homœopathique pour traiter soi-même les maladies des animaux domestiques, par J. PROST-LACUZON et H. BERGER, élève des Ecoles vétérinaires, ancien vétérinaire de l'armée. Paris, 1865, in-18 jésus de 486 pages. . . . . 4 fr. 50

QUATREFAGES. Physiologie comparée. Métamorphoses de l'Homme et des Animaux, par A. DE QUATREFAGES, membre de l'Institut, professeur au Muséum d'histoire naturelle. Paris, 1862, in-18 de 524 p... 3 fr. 50

QUATREFAGES et HAMY. Les Crânes des races humaines décrits et figurés d'après les collections du Muséum d'histoire naturelle de Paris, de la Société d'Anthropologie de Paris et les principales collections de la France et de l'Etranger, par A. DE QUATREFAGES, membre de l'Institut, professeur au Muséum, et ERN. HAMY, aide-naturaliste au Muséum de Paris, 1873-1880, in-4 de 500 p. avec 100 planches lithogr. et fig.

L'ouvrage se publiera en 10 livraisons, chacune de 5 à 6 feuilles de texte et de 10 pl. — 9 livraisons sont en vente. — Prix de chaque livraison. . . . . 14 fr.

RACLE. Traité de Diagnostic médical. Guide clinique pour l'étude des signes caractéristiques des maladies, contenant un Précis des procédés physiques et chimiques d'exploration clinique, par le docteur V. A. RACLE. *Sixième édition*, par CH. FERNET et I. STRAUS, médecins des hôpitaux, agrégés de la Faculté. Paris, 1878, 1 vol. in-18 jésus, xii-860 pages, avec 99 fig., cart. . . . . 8 fr.

RAFINESQUE. Étude sur les invaginations intestinales chroniques, 1878, in-8°, 282 p. avec tableaux statistiques et 1 pl. lithogr. . 5 fr.

RANVIER (L). Leçons d'anatomie générale, faites au Collège de France. *Appareils nerveux terminaux des muscles de la vie organique:* cœurs sanguins, cœurs lymphatiques, œsophage, muscles lisses par L. RANVIER, professeur au Collège de France. Leçons recueillies par MM. Weber et Lataste, revues par le professeur. 1880, 1 vol. in-8° vii-536 pages avec figures et tracés intercalés dans le texte.. . . . . 12 fr.

REDARD (Paul). De la section des nerfs ciliaires et du nerf optique, par le docteur Paul Redard, lauréat de l'Institut, ancien interne des hôpitaux, 1879, in-8°, 156 pages. . . . . 3 fr. 50

REMAK. Galvanothérapie, ou de l'application du courant galvanique constant au traitement des maladies nerveuses et musculaires. Paris, 1860, 1 vol. in-8 de 467 pages. . . . . 7 fr.

RENOUARD. Lettres philosophiques et historiques sur la Médecine au XIX° siècle. *Troisième édition.* Paris, 1861, in-8 de 240 p. . 3 fr. 50

REVEIL. Formulaire raisonné des Médicaments nouveaux et des médications nouvelles, suivi de notions sur l'aérothérapie, l'hydrothérapie, l'électrothérapie, la kinésithérapie et l'hydrologie médicale. *Deuxième édition,* revue et corrigée. Paris, 1865, 1 vol. in-18 jésus de xii-698 pages avec figures . . . . 6 fr.

—**Annuaire pharmaceutique.** *Voy.* Annuaire, page 6.

REVEILLÉ-PARISE. Guide pratique des goutteux et des rhumatisants, Édition entièrement refondue par le docteur E. Carrière. Paris, 1878. 1 vol. in-12, viii-306 pages. . . . . 5 fr. 50

RIANT. Matériel de secours à l'Exposition. Paris, 1878, in-8 avec fig. 4 fr.

RIBES. Traité d'Hygiène thérapeutique, ou Application des moyens de l'hygiène au traitement des maladies, par Fr. Ribes, professeur d'hygiène à la Faculté de méd. de Montpellier. Paris, 1860, 1 v. in-8 de 828 p. 10 fr.

RICHARD. Histoire de la génération chez l'homme et chez la femme, par le docteur David Richard. 1875, 1 vol. de 350 pages, avec 8 planches gravées en taille-douce et tirées en couleur. Cart. . . . . 12 fr.

RICHELOT. De la péritonite herniaire et de ses rapports avec l'étranglement, par L. G. Richelot, professeur agrégé de la Faculté de médecine. Paris, 1874, in-8 de 88 pages. . . . . 2 fr.

— **Du tétanos.** 1875, in-8 de 147 pages. . . . . 3 fr.

— **Des tumeurs kystiques de la mamelle.** Paris, 1878, gr. in-8°, 130 p., avec fig. dans le texte. . . . . 3 fr. 50

RICORD. Lettres sur la Syphilis adressées à M. le Rédacteur en chef de *l'Union médicale,* suivies des discours à l'Académie de médecine sur la syphilisation et la transmission des accidents secondaires. *Troisième édit.* Paris, 1863. 1 v. in-18 jésus de vi-558 pages. . . . . . . 4 fr.

RINDFLEISCH (Édouard). Traité d'histologie pathologique, traduit et annoté par le docteur F. Gross, professeur à la Faculté de médecine de Nancy. Paris, 1873, 1 vol. grand in-8 de 739 pages avec 260 figures. . . . . 14 fr.

RIVIÈRE (E.). Paleoethnologie. Antiquité de l'homme dans les Alpes-Maritimes. Paris, 1879, livraisons I à VIII. In-4 avec planches lithographiées et figures intercalées dans le texte. Prix de chaque livraison. 5 fr. Formera 10 livraisons

ROBIN. Traité du microscope, et des injections, de leur emploi, de leurs applications à l'anatomie humaine et comparée, à la physiologie, à la pathologie médico-chirurgicale, à l'histoire naturelle animale et végétale et à l'économie agricole, par Ch. Robin, professeur à la Faculté de médecine, membre de l'Académie des sciences. *Deuxième édition.* 1877, 1 vol. in-8 1101, pages avec 336 figures, cart. . . . . 20 fr.

ROBIN. Leçons sur les humeurs normales et morbides du corps de l'homme, professées à la Faculté de médecine de Paris. *Deuxième édition.* Paris, 1874, 1 vol. in-8 de 1008 pages avec 35 figures, cart. . . . . . . 18 fr.

— **Anatomie et physiologie cellulaires,** ou des cellules animales et végétales, du protoplasma et des éléments normaux et pathologiques qui en dérivent. Paris, 1873, 1 vol. in-8 de 640 p., avec 83 fig., cart. 16 fr.

ROBIN. Programme du cours d'Histologie. *Deuxième édition.* Paris, 1870, 1 vol. in-8 de xl-416 pages. . . . . 6 fr.

ROBIN. Mémoire sur la rétraction, la cicatrisation et l'inflammation des vaisseaux ombilicaux et sur le système ligamenteux qui leur succède. Paris, 1860, 1 vol. in-4 avec 5 planches lithographiées, ... 3 fr. 50
— **Mémoire sur les modifications de la muqueuse utérine** pendant et après la grossesse. Paris, 1861, in-4, avec 5 pl. lithographiées. 4 fr. 50
— **Mémoire sur l'évolution de la notocorde,** des cavités des disques intervertébraux et de leur contenu gélatineux. Paris, 1868, 1 vol. in-4, 202 pages avec 12 planches . . . . 12 fr.
— **Mémoire sur le développement embryogénique des Hirudinées.** Paris, 1875, in-4 de 472 p., avec 19 planches . . . . 20 fr.
— **et LITTRÉ.** Voy. *Dictionnaire de médecine.* Quatorzième édition, p. 14.
— **et VERDEIL. Traité de Chimie anatomique et physiologique** normale et pathologique, ou des Principes immédiats normaux et morbides qui constituent le corps de l'homme et des mammifères. 1853, 3 forts volumes in-8, avec atlas de 45 planches dessinées d'après nature, gravées, en partie coloriées. . . . . 36 fr.
ROCHARD. Histoire de la chirurgie française au XIX⁰ siècle, étude historique et critique sur les progrès faits en chirurgie et dans les sciences qui s'y rapportent, depuis la suppression de l'Académie royale de chirurgie jusqu'à l'époque actuelle, par le docteur Jules Rochard, inspecteur du service de santé de la marine. Paris, 1875, 1 v. in-8 de xvi-800 p.   12 fr.
ROUBAUD (Félix). Traité de l'impuissance et de la stérilité, chez l'homme et chez la femme, comprenant l'exposition des moyens recommandés pour y remédier. 3ᵉ *édition.* Paris, 1876, in-8 de 804 pages. 8 fr.
ROUSSEL. Traité de la pellagre et des pseudo-pellagres, par le docteur J. B. Th. Roussel. Ouvrage couronné par l'Institut de France. Paris, 1866, 1 vol. in-8 de 656 pages. . . . . 10 fr.
ROUX (J.). De l'ostéomyélite et des amputations secondaires, d'après les observations recueillies à l'hôpital de la marine de Saint-Mandrier (Toulon, 1859) sur les blessés de l'armée d'Italie, 1860, 1 vol. in-4, avec 6 planches lithographiées. . . . . 5 fr.
— **De l'Arthrite turberculeuse.** Démonstration de l'existence de cette affection par inoculation de produits synoviaux ; étude accompagnée d'observations recueillies à l'Hôtel-Dieu de Lyon. 1875, in-8 de 49 p.   1 fr. 50.
RUFUS (d'Ephèse). Œuvres. Texte collationné sur les manuscrits, traduit pour la première fois en français avec une introduction. Publication commencée par le docteur Ch. Daremberg, continuée et terminée par Ch.-Émile Ruelle, bibliothécaire à la Bibliothèque Sainte-Geneviève. 1880, 1 vol. grand in-8°, liv-678 pages. . . . . 12 fr.
SAINT-LÉGER (P. de). — Paralysie agitante (Maladie de Parkinson), 1879, in-8. . . . . 5 fr.
SAINT-VINCENT. Nouvelle médecine des familles à la ville et à la campagne, à l'usage des familles, des maisons d'éducation, des écoles communales, des curés, des sœurs hospitalières, des dames de charité et de toutes les personnes bienfaisantes qui se dévouent au soulagement des malades : remèdes sous la main, premiers soins avant l'arrivée du médecin et du chirurgien, art de soigner les malades et les convalescents, par le docteur A. C. de Saint-Vincent. *Cinquième édition.* Paris, 1879, 1 vol. in-18 jésus de 451 pages avec 142 figures. Cartonné. . 3 fr. 50
SAUREL. Traité de Chirurgie navale, suivi d'un Résumé de leçons sur le **service chirurgical de la flotte,** par le docteur J. Rochard, inspecteur du service de santé de la marine. Paris, 1861, in-8 de 600 pages, avec 106 figures. . . . . 8 fr.
SCHATZ. Études sur les hôpitaux sous tente, par le docteur J. Schatz,

ex-chirurgien des armées des États-Unis d'Amérique. Paris, 1870, in-8
de 70 pages avec figures. . . . . 2 fr. 50

SCHIMPER. Traité de Paléontologie végétale, ou la flore du monde
primitif dans ses rapports avec les formations géologiques et la flore du
monde actuel, par W. P. SCHIMPER, professeur de géologie à la Faculté
des sciences et directeur du Musée d'histoire naturelle de Strasbourg.
Paris, 1869-1874, 3 vol. grand in-8, avec atlas de 110 planches grand in-4,
lithographiées. . . . . 150 fr.
    Séparément, t. III. Paris, 1874, 1 vol. gr. in-8 de 850 p. avec atlas de 20 pl. 50 fr.

SERRES (E.). Anatomie comparée transcendante, Principes d'embryogénie, de zoogénie et de tératogénie. Paris, 1859, 1 vol. in-4 de
942 pages avec 26 planches . . . . 16 fr.

SICHEL. Iconographie ophthalmologique, ou Description avec figures
coloriées des maladies de l'organe de la vue, comprenant l'anatomie pathologique, la pathologie et la thérapeutique médico-chirurgicales, par le
docteur J. SICHEL, professeur d'ophthalmologie. Paris, 1852-1859. *Ouvrage
complet*. 2 vol. grand in-4 dont 1 vol. de 840 pages de texte, et 1 volume
de 80 planches dessinées d'après nature, gravées et coloriées avec le plus
grand soin, accompagnées d'un texte descriptif. . . . . . . 172 fr. 50
    Demi-rel. des deux vol, dos de maroquin, tr. supérieure dorée. 15 fr.
    Cet ouvrage est complet en 23 livraisons. Prix de chaque livraison. . . 7 fr. 50
    On peut se procurer séparément les dernières livraisons.
    Le texte se compose d'une exposition théorique et pratique de la science, dans
laquelle viennent se grouper les observations cliniques, mises en concordance entre
elles, et dont l'ensemble formera un *Traité clinique des maladies de l'organe de la
vue*, commenté et complété par une nombreuse série de figures.
    Les planches sont aussi parfaites qu'il est possible ; elles offrent une fidèle image
de la nature ; partout les formes, les dimensions, les teintes ont été consciencieusement observées ; elles présentent la vérité pathologique dans ses nuances les plus
fines, dans ses détails les plus minutieux ; gravées par des artistes habiles, imprimées en couleur elles sont retouchées au pinceau avec le plus grand soin.
    L'auteur a voulu qu'avec cet ouvrage le médecin, comparant les figures et la
description, puisse reconnaître et guérir la maladie représentée lorsqu'il la rencontrera dans la pratique.

SIEBOLD. Lettres obstétricales, traduit de l'allemand, avec introduction et des notes, par J. A. STOLTZ, Paris, 1866, in-18, 268 pages. 2 fr. 50

SIMON (LÉON). Des Maladies vénériennes et de leur traitement homœopathique, 1860, 1 vol. in-18 jésus, XII-744 pages. . . . . . 6 fr.
— *Voy*. HERING, p. 20.

SIMPSON. Clinique obstétricale et gynécologique. Traduit et annoté par
G. Chantreuil, professeur agrégé à la Faculté de médecine de Paris.
1874, 1 vol. grand in-8 de 820 p. avec fig. . . . . 12 fr.

SIRY. Le premier âge. De l'éducation physique, morale et intellectuelle de
l'enfant, par A. SIRY, médecin des Salles d'asile. 1873, in-18 j., 108 p. 1 fr. 25

SOUBEIRAN. Nouveau dictionnaire des falsifications et des altérations
des aliments, des médicaments et de quelques produits employés dans
les arts, l'industrie et l'économie domestique ; exposé des moyens scientifiques et pratiques d'en reconnaître le degré de pureté, l'état de conservation, de constater les fraudes dont ils sont l'objet, par J. LÉON SOUBEIRAN, professeur à l'Ecole supérieure de pharmacie de Montpellier. Paris,
1874, 1 vol. grand in-8 de 640 pages avec 218 fig. Cart. . . . . 14 fr.

STRAUS. Des ictères chroniques, par le docteur Isidore STRAUS, médecin
du bureau central des hôpitaux. Paris, 1878, in-8°, 176 p. . 3 fr. 50
— Voy. RACLE. *Diagnostic*.

SYPHILIS VACCINALE (De la). Communications à l'Académie de médecine, par MM. DEPAUL, RICORD, BLOT, JULES GUÉRIN, TROUSSEAU,
DEVERGIE, BRIQUET, GIBERT, BOUVIER, BOUSQUET, suivies de mémoires sur la

transmission de la syphilis par vaccination animale, par A. Viennois Pellizari, Palasciano, Phillipeaux et Auzias-Turenne. Paris, 1865, in-8 de 392 pages . . . . 6 fr.

TARDIEU (A). **Médecine légale** : folie, pendaison, empoisonnement, attentats aux mœurs, avortement, infanticide, blessures, maladies accidentelles, identité. 2 vol. in-8. . . . . 54 fr.

— **Étude médico-légale sur la folie.** 2ᵉ édition, Paris, 1880. 1 vol. in-8 de xxii-610 pages avec 15 fac-simile d'écriture d'aliénés. . . . . 7 fr.

— **Étude médico-légale sur la pendaison, la strangulation et la suffocation**, 2ᵉ édit., Paris, 1879, 1 vol. in-8, xii-352 pages avec pl. 5. fr.

— **Étude médico-légale et clinique sur l'empoisonnement** (avec la collaboration de M. Z. Roussin, pour la partie de l'expertise médico-légale relative à la recherche chimique des poisons). *Deuxième édition.* Paris, 1875, 1 vol. in-8 de 1072 pages avec 2 planches et 52 figures. . 14 fr.

— **Étude médico-légale sur les Attentats aux mœurs.** *Septième édition.* Paris, 1878, in-8 de 224 pages, 5 planches gravées. . . . 5 fr.

— **Étude médico-légale sur l'Avortement**, suivie d'une note sur l'obligation de déclarer à l'état civil les fœtus mort-nés et d'observations et recherches pour servir à l'histoire médico-légale des grossesses fausses et simulées. 3ᵉ *édition.* Paris, 1868, in-8, viii-280 pages. . . . . . 4 fr.

— **Étude médico-légale sur l'infanticide.** 2ᵉ édit. 1880, Paris, 1 vol. in-8, avec 3 planches coloriées. . . . . 6 fr.

— **Étude médico-légale sur les blessures** comprenant les blessures en général et les blessures par imprudence, les coups et l'homicide involontaire. 1879, in-8. . . . . 6 fr.

— **Étude médico-légale sur les maladies accidentellement ou involontairement produites** par imprudence, négligence ou transmission contagieuse. Paris, 1878, in-8, de 300 pages. . . . . 4 fr.

— **Question médico-légale de l'identité** dans ses rapports avec les vices de conformation des organes sexuels, contenant les souvenirs et impressions d'un individu dont le sexe avait été méconnu. *Deuxième édition.* Paris, 1874, 1 vol. in-8 de 176 pages. . . . . 3 fr.

— **Relation médico-légale de l'affaire Armand** (de Montpellier). Simulation de tentative homicide (commotion cérébrale et strangulation), Paris, 1864, in-8 de 80 pag. 2 fr.

TEISSIER. De la valeur thérapeutique des courants continus, par le docteur L. J. Teissier, professeur agrégé de la Faculté de médecine de Lyon. Paris, 1878, in-8°, 176 pages. . . . . 3 fr. 50

— *Voy.* Laveran.

TEMMINCK et LAUGIER. Nouveau Recueil de planches coloriées d'Oiseaux, pour servir de suite et de complément aux planches enluminées de Buffon. Ouvrage complet en 102 livr. Paris, 1822-1838, 5 vol grand in-folio, avec 600 planches dessinées d'après nature, par Prêtre et Huet, gravées et coloriées. . . . . 1,000 fr.

Le même avec 600 planches grand in-4, figures coloriées. . . . 750 fr.

Demi-reliure, dos en maroquin, des 5 vol. grand in-fol. . . . 90 fr.

Dito des 5 vol. grand in-4. . . . . 60 fr.

L'ouvrage est *complet* en 102 livraisons. La dernière livraison contient des tables scientifiques et méthodiques.

TESTE. Manuel pratique de Magnétisme animal. Exposition méthodique des procédés employés pour produire les phénomènes magnétiques et leur application à l'étude et au traitement des maladies. *Quatrième édition*, revue, corrigée et augmentée. Paris, 1853, in-12. . . . . . 4 fr.

— **Systématisation pratique de la Matière médicale homœopathique** Paris, 1853, 1 vol in-8 de 616 pages. . . . . 8 fr.

TESTE. Traité homœopathique des maladies aiguës et chroniques des Enfants. *Deuxième édition*. Paris, 1856, in-18 de 420 pages . . . 4 fr 50
— **Comment on devient homœopathe.** *Troisième édition*, Paris, 1873. 1 vol. in-18 jésus de 322 pages. . . . . 3 fr. 50
— **Brome** contre la diphthérie. 1879, in-8. . . . . 1 fr. 50

THOMPSON. Traité pratique des maladies des voies urinaires, par Sir Henry Thompson, professeur de clinique chirurgicale et chirurgien à University College Hospital, membre correspondant de la Société de chirurgie de Paris. Traduit avec l'autorisation de l'auteur et annoté par V. Campenon, suivi des **Leçons cliniques sur les maladies des voies urinaires,** professées à University College Hospital, traduites par le docteur Le Juge, 2ᵉ édition, Paris, 1880, 1 vol. grand in-8 de 1020 pages, avec 280 figures. Cartonné.. . . . . 20 fr.

TRIPIER (Aus.). Manuel d'électrothérapie. Exposé pratique et critique des applications médicales et chirurgicales de l'électricité. Paris, 1861, 1 vol. in-18 jésus, xii-624 pages, avec 89 figures. . . . . 6 fr.

TROUSSEAU. Clinique médicale de l'Hôtel-Dieu de Paris, par A. Trousseau, professeur à la Faculté de médecine de Paris, médecin de l'Hôtel-Dieu. *Cinquième édition,* par le docteur Michel Peter. Paris, 1877, 3 v. in-8, ensemble 2616 p., avec un portrait gravé de l'auteur. 32 fr.
Cette cinquième édition a reçu des augmentations considérables. Les sujets principaux que j'ai ajoutés à cette édition sont : les névralgies, la paralysie glosso-laryngée, l'aphasie, la rage, la cirrhose, l'ictère grave, le rhumatisme noueux, le rhumatisme cérébral, la chlorose, l'infection purulente, la phlébite utérine, la phlegmatia alba dolens, les phlegmons périhystériques, les phlegmons iliaques, les phlegmons périnéphriques, l'hématocèle rétro-utérine, l'ozène, etc., etc. (*Extrait de la préface de l'auteur.*)

TRUMET de fontarce. **Pathologie clinique du grand sympathique,** étude basée sur l'anatomie et la physiologie, 1880, 1 vol. gr. in-8º avec planches intercalées dans le texte. . . . . 7 fr.

TURCK. Méthode pratique de laryngoscopie. Paris, 1861, in-8 de 80 p., avec une pl. lithographiée et 29 figures. . . . . 3 fr. 50

TURCK. Recherches cliniques sur diverses maladies du larynx, de la trachée et du pharynx, étudiées à l'aide du laryngoscope. Paris, 1862, in-8 de viii-100 pages. 2 fr. 50

VALETTE. Clinique chirurgicale de l'Hôtel-Dieu de Lyon, par A.-D. Valette, professeur de clinique chirurgicale à l'Ecole de médecine de Lyon, 1875, 1 vol. in-8 de 720 pages avec figures. . . . . 12 fr.

VALLEIX. Guide du Médecin praticien, ou Résumé général de Pathologie interne et de Thérapeutique appliquées. *Cinquième édition,* entièrement refondue et contenant le résumé des travaux les plus récents, par P. Lorain, médecin des hôpitaux de Paris, professeur agrégé de la Faculté de médecine, avec le concours de médecins civils et de médecins appartenant à l'armée et à la marine. Paris, 1866, 5 volumes grand in-8 de chacun 800 pages, avec 411 figures. . . . . 50 fr.
Tome I. Fièvres, maladies pestilentielles, maladies constitutionnelles, névroses. — Tome II. Maladies des centres nerveux, maladies des voies respiratoires. — Tome III. Maladies des voies circulatoires, maladies des voies digestives. — Tome IV. Maladies des annexes des voies digestives, maladies des voies génito-urinaires. — Tome V. Maladies des femmes, maladies du tissu cellulaire, de l'appareil locomoteur, maladies de la peau, maladies des yeux et des oreilles. Intoxications par les venins, par les virus, par les poisons d'origine animale, végétale et minérale. Table générale.

VERLOT. Guide du botaniste herborisant. Conseil sur la récolte des plantes, la préparation des herbiers, l'exploration des stations des plantes phanérogames et cryptogames et les herborisations aux environs de Paris, dans les Ardennes, la Bourgogne, la Provence, le Languedoc, les Pyrénées, les Alpes, l'Auvergne, les Vosges, au bord de la Manche, de l'Océan et de la mer Méditerranée. *Deuxième édition.* 1879, in-18, 650 pages avec figures, cartonné. . . . . 6 fr.

VERNEAU. Le bassin dans les sexes et dans les races, par le docteur R. Verneau, préparateur d'anthropologie au Muséum d'histoire naturelle. Paris, 1875, in-8 de 156 pages, avec 16 planches. . . . . 6 fr.

VERNEUIL. De la gravité des lésions traumatiques et des opérations chirurgicales chez les alcooliques, communications à l'Académie de médecine, par MM. Verneuil, Hardy, Gubler, Gosselin, Béhier, Richet, Chauffard et Giraldès. Paris, 1871, in-8 de 160 pages. . . . . . . 3 fr.

VERNOIS. Traité pratique d'Hygiène industrielle et administrative, comprenant l'étude des établissements insalubres, dangereux et incommodes. Paris, 1860, 2 vol. in-8 de chacun 700 pages . . . . 16 fr.

— **De la Main des ouvriers et des artisans** au point de vue de l'hygiène et de la médecine légale, Paris, 1862, in-8 avec 4 pl. chromolithographiées. 3 fr. 50

— **État hygiénique des lycées de l'empire en 1867.** Paris, 1868, in-8. . . . . 2 fr. 50

VIDAL. Traité de Pathologie externe et de Médecine opératoire, avec des Résumés d'anatomie des tissus et des régions, par A. Vidal (de Cassis), chirurgien de l'hôpital du Midi, professeur agrégé à la Faculté de médecine de Paris, etc. *Cinquième édition,* par le docteur Fano, professeur agrégé de la Faculté de médecine de Paris. Paris, 1861, 5 vol. in-8, avec 761 figures. . . . . 40 fr.

VILLEMIN. Études sur la tuberculose, preuves rationnelles et expérimentales de sa spécificité et de son inoculation, par J.-A. Villemin, professeur à l'École du Val-de-Grâce. Paris, 1868, 1 vol. in-8 de 640 pages. . . . . 8 fr.

VIRCHOW. La pathologie cellulaire basée sur l'étude physiologique et pathologique des tissus. *Quatrième édition,* par I. Sraus, professeur agrégé à la Faculté de médecine. Paris, 1874, 1 vol. in-8 de xxiv-582 pages avec 157 fig. . . . . 9 fr.

VOISIN. Traité de la paralysie générale des aliénés, par le docteur Auguste Voisin, médecin de l'hospice de la Salpêtrière. 1879, 1 vol. gr. in-8, xvi-540 pages avec 15 planches dessinées d'après nature, lithographiées et coloriées, graphiques et fac-simile. . . . . 20 fr.

— **De l'Hématocèle rétro-utérine** et des Épanchements sanguins non enkystés de la cavité péritonéale du petit bassin, considérés comme accidents de la menstruation. Paris, 1860, in-8 de 368 pages, avec une planche. . . . . 4 fr. 50

— **Le service des secours publics** à Paris et à l'étranger. Paris, 1873, in-8 de 54 pages. 1 fr. 50

WATELET (A. D.). Description des plantes fossiles du bassin de Paris. Paris, 1865-1866, 2 vol. in-4 de 300 pages et de 60 planches lithographiées, cartonnés. . . . . 60 fr.

WEHENKEL. Éléments d'anatomie et de physiologie pathologiques générales, nosologie, 1874, 1 vol. in-8 de 520 p. . . . . . . 7 fr. 50

WOILLEZ. Dictionnaire de diagnostic médical, comprenant le diagnostic raisonné de chaque maladie, leurs signes, les méthodes d'exploration et l'étude du diagnostic par organe et par région. *Deuxième édition.* Paris, 1870, in-8 de 952 pages avec figures. . . . . 16 fr.

WUNDT. Traité élémentaire de physique médicale, par le docteur Wundt, professeur à l'Université de Heidelberg, traduit avec de nombreuses additions, par le docteur Ferd. Monoyer, professeur de physique médicale à la Faculté de médecine de Lyon. Paris, 1871, 1 vol. in-8 de 704 p. avec 396 fig. y compris 1 pl. en chromolith. . . . . . . 12 fr.

Tous les ouvrages portés pans ce Catalogue seront expédiés par la poste, dans les départements, l'Algérie et les pays de l'Union postale, franco et sans augmentation de prix, à toute personne qui en aura envoyé le montant en un mandat sur Paris ou en un mandat postal ou en timbres-poste.

— Tous les ouvrages dont le poids dépassera deux kilogr. pour l'Union postale ou trois kilogr. pour la France seront divisés pour l'envoi par la poste.

— Toute personne qui désirera que l'envoi à elle fait soit recommandé à la poste, devra joindre 25 centimes par paquet.

EN DISTRIBUTION
CATALOGUE GÉNÉRAL DES LIVRES DE SCIENCES PHYSIQUES NATURELLES ET MÉDICALES.

Grand in-8, 96 pages à 2 colonnes, avec table alphabétique, sera envoyé *gratis* et *franco* à toute personne qui en fera la demande par lettre affranchie.

CATALOGUE GÉNÉRAL
DES LIVRES D'HISTOIRE NATURELLE

Histoire naturelle générale, 16 pages. — **Géologie, Minéralogie, Paléontologie**, 36 p. (Mai 1874). — **Botanique**, 80 pages (Avril 1877). — **Zoologie**, 128 pages (octobre 1877).

Les Catalogues spéciaux seront envoyés *franco* à toute personne qui en fera la demande par lettre affranchie.

Nous publions tous les 2 mois une notice de nos nouvelles publications, et nous l'envoyons régulièrement à toute personne qui nous en fait la demande par lettre affranchie.

Pour paraître en 1880 :

NOUVEAUX ÉLÉMENTS DE PATHOLOGIE ET DE CLINIQUE MÉDICALES par A. LAVERAN, profes. agrégé à l'École de médecine militaire du Val-de-Grâce, et J. TEISSIER, profes. agrégé à la Faculté de médecine de Lyon. Tome II, 2° et dernière partie. petit in-8 avec fig. intercalées dans le texte.

TRAITÉ DE MÉDECINE LÉGALE, par E. HOFMANN, professeur à l'Université de Vienne, avec une introduction et des commentaires par P. BROUARDEL, professeur à la Faculté de médecine. Paris, 1880, in-8° de 700 pages, avec figures.

LEÇONS CLINIQUES SUR LES MALADIES DES VOIES URINAIRES, professées à l'hôpital Necker, par FÉLIX GUYON, professeur à la Faculté de médecine. 1 vol gr. in-8 de 900 pages, avec figures intercalées dans le texte.

NOUVEAUX ÉLÉMENTS DE MATIÈRE MÉDICALE ET DE THÉRAPEUTIQUE. Exposé de l'action physiologique et thérapeutique des médicaments par les professeurs NOTHNAGEL et ROSSBACH, traduit de l'allemand par le docteur Alquier. 1 vol. in-8° de 800 pages.

MANUEL DE THÉRAPEUTIQUE HOMŒOPATHIQUE, par R. HUGHES, traduit de l'anglais et annoté par le docteur Guérin-Méneville ; in-18 jésus de 600 pages

TRAITÉ PRATIQUE DE L'ART DES ACCOUCHEMENTS, par NAEGELE ET GRENSER, traduit sur la dernière édition allemande, annoté et mis au courant des derniers progrès de la science par Aubenas, professeur à la Faculté de médecine de Strasbourg. *Deuxième édition*, augmentée. 1 vol. in-8, avec figures.

23140. — Typographie A. Lahure, rue de Fleurus, 9, à Paris.